K.-F. Hamann, K. Hamann
Schwindel

D1668228

Karl-Friedrich Hamann
Katrin Hamann

Schwindel

200 Fragen
und Antworten

4., erweiterte Auflage

W. Zuckschwerdt Verlag München

Bildnachweis
Titelbild: © iStockphoto
Bilder Seite 74: © Neuwirth Medical Products GmbH

Bibliografische Information Der Deutschen Nationalbibliothek
Die Deutsche Nationalbibliothek verzeichnet diese Publikation in der Deutschen Nationalbibliografie; detaillierte bibliografische Daten sind im Internet unter http://dnb.d-nb.de/service/zd/nd_meldung.htm abrufbar.

© 2017 by W. Zuckschwerdt Verlag GmbH, Industriestraße 1, D-82110 Germering/München.
Printed in Germany by Kössinger AG, D-84069 Schierling

ISBN 978-3-86371-222-8

Vorwort zur 4. Auflage

Nun legen wir Ihnen die 4. Auflage der Fragensammlung zum Thema Schwindel vor. Die letzten Jahre haben neue Erkenntnisse bezüglich der Diagnostik, aber auch neue Therapiemöglichkeiten gebracht. Neue Krankheitsbilder, vor allem die Schwindelmigräne, sind hinzugekommen. Daher ist die Fragensammlung nicht nur gründlich überarbeitet, sondern auch auf 200 Fragen erweitert worden.

Diese Fragensammlung ist so konzipiert, dass nicht nur die wichtigsten Fragen ihre Antwort finden, sie kann auch als ein systematisch aufgebauter Ratgeber gelesen werden.

Wir würden uns freuen, wenn auch die 4. Auflage den gleichen Zuspruch findet wie die drei vorangegangenen.

München, im Frühjahr 2017

Ehem. Univ.-Prof. Dr. med. K.-F. Hamann,
Dr. med. Katrin Hamann

Vorwort zur 1. Auflage

Schwindel ist einer der vieldeutigsten Begriffe der deutschen Sprache. Selbst in seiner angenehmen Form wie beispielsweise beim Tanzen haftet ihm immer das Gefühl der Unsicherheit an. Tatsächlich meint Schwindel einen Verlust der Orientierung, der räumlichen Orientierung. Und selbst wenn sich hinter einem Schwindel nur selten eine ernste Krankheit verbirgt, so wird er doch als äußerst lästig empfunden.

Im Laufe der jahrzehntelangen Betreuung von Schwindelpatienten haben wir ihre Fragen, Ängste und Befürchtungen kennengelernt. Daher wollen wir im Gegensatz zu den mehr oder weniger systematisch aufgebauten Ratgebern in diesem Buch die typischen Fragen direkt beantworten.

Ein weiteres Anliegen dieses Buches ist es, dem Patienten ein Verständnis seiner Beschwerden zu ermöglichen und ihn auf das Gespräch mit dem Arzt besser vorzubereiten.

Für die Überlassung einiger Abbildungsvorlagen danken wir der Firma Zeisberg GmbH, Stammham.

München im Frühjahr 2005

Karl-Friedrich Hamann

Inhalt

Funktionsverlust eines Gleichgewichtsapparates

Funktionsverlust beider Gleichgewichtsorgane

Menièresche Erkrankung

Gutartiger Lagerungsschwindel

Tumoren des Gleichgewichtssystems

Schwindel bei neurologischen Erkrankungen

Verschiedene Schwindelerkrankungen

Medikamente, Genussmittel und Schwindel

Übungsteil

Allgemeines

1. Was versteht man unter dem Begriff „Schwindel"?

Unter Schwindel versteht man eine Störung der Orientierung im Raum, die mit einem Unlustgefühl verbunden ist, bis hin zu einem völligen Verlust der räumlichen Orientierung, häufig begleitet von Angst- und Panikgefühlen.

2. Woher kommt das Wort „Schwindel"?

Schwindel hat bekanntlich im Deutschen einen Doppelsinn: zum einen die Unwahrheit sagen, zum anderen das Gefühl der gestörten Orientierung im Raum.

Die Sprachwurzel für den Begriff Schwindel im medizinischen Sinne geht auf das mittelhochdeutsche Wort „swintila" zurück, das mit Taumel gleichzusetzen ist. Es handelt sich also um eine besondere Form des Schwindels, nämlich das Gefühl, wenn einem „die Sinne schwinden". Darunter verstehen wir heute am ehesten den Ohnmachtsschwindel (s. Frage 138).

3. Ist Schwindel eine Krankheit?

Nein. Schwindel ist zunächst ein Symptom, ein Krankheitszeichen, das bei verschiedenen Krankheiten auftritt. Unter bestimmten Bedingungen ist er auch beim Gesunden auszulösen (s. Frage 5).

Die Krankheiten können im Gleichgewichtssystem selbst, aber auch in anderen, mit dem Gleichgewichtssystem zusammenarbeitenden Systemen lokalisiert sein. Es gibt sogar einen rein psychogenen Schwindel, ohne dass eine organische Störung vorliegt.

4.   Wie häufig sind Schwindelbeschwerden?

Schwindel in allen seinen Formen zählt neben Kopfschmerzen zu den am häufigsten beim Arzt geklagten Beschwerdebildern überhaupt. Die von der Bundesärztekammer jährlich wiederholten Erhebungen in den Arztpraxen zeigen regelmäßig, dass in der Praxis des Allgemeinarztes „Schwindel" und Kopfschmerzen in der Häufigkeitsliste an erster Stelle stehen.

5.   Kommt Schwindel auch bei Gesunden vor?

Durch bestimmte Reize lässt sich auch bei Gesunden Schwindel auslösen. Ein bekanntes Beispiel ist das Karussellfahren. Auch andere bei Volksfesten anzutreffende Fahrgeschäfte dienen dem Ziel, Schwindel hervorzurufen. In diesen Fällen ist es ein Schwindel mit Lustgewinn.

Der künstlich hervorgerufene Schwindel kann entweder durch überstarke Reize auf das Gleichgewichtssystem erzeugt werden oder durch eine sogenannte Konfliktreizung, das heißt, dass verschiedene Anteile des Gleichgewichtsorgans Reizen verschiedener Richtungen ausgesetzt werden. Dies ist der Fall, wenn ein Karussellsitz bei der Fahrt zusätzlich noch um seine eigene Achse gedreht wird.

Einen ernsteren Hintergrund haben schwindelerzeugende Experimente, die die Entstehung von Bewegungskrankheiten aufklären sollen. Bei Gesunden ist es möglich, durch geeignete Reizung das Gefühl der Bewegungskrankheit hervorzurufen. Meist sind es Beschleunigungsreize in verschiedene Richtungen, die kombiniert werden. Bei entsprechender Stärke tritt dann ein Schwindelgefühl auf. Diese Reize werden einerseits beim Training von Raumfahrern für ihre Weltraummissionen eingesetzt, andererseits auch bei der Testung von Medikamenten, die Bewegungskrankheiten verhindern oder deren Symptome mindern sollen.

6. Kann Schwindel auch einmal als angenehm empfunden werden?

Wie für jedes Sinnessystem, so gibt es auch für das Gleichgewichtssystem einen Bereich, in dem Reizungen als angenehm empfunden werden. So wie Musik für das Hörorgan, so werden bestimmte Bewegungen vom Gleichgewichtssystem als lustvoll empfunden. Schon Babys freuen sich, wenn sie in den Schlaf gewiegt werden. Beim Erwachsenen ist es das Tanzen, das Schunkeln, rhythmische, der Musik angepasste Bewegungen, die die Menschen in einen Lusttaumel versetzen. Heftige Rhythmen in Verbindung mit stampfenden Bewegungen können sogar Trancezustände hervorrufen, wie man bei einem Discobesuch oder bei der Loveparade beobachten kann.

Diese Erkenntnisse machen sich bestimmte Fahrgeschäfte auf Volksfesten, wie dem Münchner Oktoberfest, zunutze. Heftige Drehreize beim Karussellfahren oder auch widersprüchliche Reize unterschiedlicher Richtungen (Eurostar) stellen lustvoll erlebte Reizungen des Gleichgewichtssystems dar.

7. Welche Schwindelformen gibt es?

Grob kann man die verschiedenen Schwindelformen in zwei große Gruppen einteilen: Den systematischen Schwindel, unter dem man alle Schwindelformen mit Scheinbewegungen versteht, und den unsystematischen Schwindel, bei dem keine Scheinbewegungen empfunden werden.

Zur Gruppe des systematischen Schwindels gehören als wichtigster Vertreter der Drehschwindel, aber auch das Liftgefühl, das Gefühl, im Boden zu versinken, die Fallneigung sowie das Gefühl, zur Seite oder nach vorn gezogen zu werden.

In die Gruppe des unsystematischen Schwindels gehören mehr unbestimmte Beschwerden wie Taumeligkeit, ungerichtetes Schwankgefühl, Benommenheit und auch das Schwarzwerden vor den Augen.

Diese Einteilung des Schwindels ist deswegen sinnvoll, weil sie eine Zuordnung zu Krankheitsbildern ermöglicht. Meist liegt nämlich die Ursache des systematischen Schwindels in einer Erkrankung des vestibulären Systems, also des Gleichgewichtssystems im engeren Sinne. Die Ursachen für den unsystematischen Schwindel liegen in Erkrankungen, die nichts mit dem Gleichgewichtssystem zu tun haben, beispielsweise in Erkrankungen des Herzens, des Kreislaufsystems, des Gehirns oder der Augen.

8.   Kann man die Schwindelstärke exakt messen?

Da Schwindel ein subjektives Beschwerdebild ist, entzieht es sich zwangsläufig einer objektiven Messung. Man kann aber versuchen, die Schwindelstärke grob durch Einschätzungen wie leicht, mittel, stark und unerträglich zu erfassen. Dies ist aber ungenau und lässt keine zahlenmäßigen Vergleiche zu.

Eine andere Möglichkeit besteht in der Anwendung einer visuellen Analogskala (VAS). Bei diesem Verfahren wird eine Strecke, meist 10 cm lang, mit zwei Endpunkten vorgegeben. Das eine Ende der Skala kennzeichnet Beschwerdefreiheit, das andere die höchste, noch vorstellbare Beschwerdestärke. Der Patient soll bei der Selbsteinschätzung seine Leidensstärke durch einen Punkt markieren. Obwohl man damit auch zahlenmäßig vergleichbare Werte erhält, bleibt es natürlich ein subjektives Verfahren mit einem hohen Grad an Unsicherheit.

Ein völlig anderer Untersuchungsansatz benutzt messbare Phänomene der bewussten Raumorientierung, an denen das Gleichgewichtssystem nachweislich beteiligt ist. Beispiele dafür sind die Vertikalenbestimmung und die Geradeausprojektion (s. Frage 21, 22).

9. Welche Aufgaben hat das Gleichgewichtssystem?

Das Gleichgewichtssystem ist ein Sinnessystem, das an der Erfüllung mehrerer Funktionen beteiligt ist, ohne dass es eine einzige Aufgabe allein erfüllen kann.

Das Gleichgewichtssystem dient mit seinem bewussten Anteil der Orientierung im Raum. Eine weitere Aufgabe ist die Regulation von Augenbewegungen, damit bei Kopfbewegungen ein Blickziel möglichst schnell und scharf gesehen werden kann. Es handelt sich dabei um eine reflektorische Leistung.

Außerdem beteiligt sich das Gleichgewichtssystem an der Aufrechterhaltung der Körperhaltung, die die Voraussetzungen für die erfolgreiche Durchführung von Körperbewegungen liefert.

Zum Gleichgewichtssystem gehören das peripher im Innenohr liegende Gleichgewichtsorgan (Vestibularorgan), der Gleichgewichtsnerv (Vestibularisnerv) und mehrere im Gehirn gelegene Schaltzentren, von denen die im Hirnstamm gelegenen Nervenkerne (Vestibulariskerne) am wichtigsten sind.

10. Wie lässt sich die Bedeutung des Gleichgewichtsorgans für die schnelle Blickeinstellung bei Kopfbewegungen verdeutlichen?

Durch einen einfachen Versuch lässt sich zeigen, wie es eine Reizung des Gleichgewichtsapparates möglich macht, auch nach einer schnellen Kopfbewegung ein Blickziel sofort scharf zu sehen: Bewegt man seinen Zeigefinger schnell vor den Augen hin und her, während man den Kopf ruhig hält, so kann man den Finger nicht scharf sehen. Er erscheint verwischt. Hält man dagegen den Zeigefinger still und bewegt stattdessen den Kopf schnell hin und her, sieht man den Finger scharf.

Daraus lässt sich folgern, dass das Auge allein zu träge ist, um mit seiner Blickeinstellung einem sich schnell bewegenden Gegenstand ausreichend zu folgen. Erst mithilfe des Gleichgewichtsorgans, das bei einer Kopfbewegung aktiviert wird, wird durch einen Reflex eine schnelle Augenbewegung ausgelöst, die es ermöglicht, den Gegenstand scharf zu sehen.

11.   Von welchen Organen können Schwindelbeschwerden ausgehen?

An der Sicherung der räumlichen Orientierung im Raum und der Aufrechterhaltung des Körpergleichgewichts sind mehrere Systeme beteiligt: das Gleichgewichtssystem im engeren Sinne (vestibuläres System), die Augen (das visuelle System) und das in Sehnen, Muskeln und Gelenken lokalisierte System der Körpereigenfühler (propriozeptives System). Von ihnen allen können bei krankhaften Veränderungen Störungen der Raumorientierung, also Schwindel, oder Gleichgewichtsstörungen ausgelöst werden.

Da die Informationszuflüsse aus den verschiedenen Sinnesorganen in bestimmten Hirnzentren koordiniert werden, kann auch von den Koordinationszentren selbst Schwindelgefühl ausgehen. Durchblutungsstörungen im Gehirn, Abbauvorgänge im höheren Lebensalter, aber auch seltene Entzündungs- oder Geschwulsterkrankungen können Ursache für Schwindelbeschwerden sein.

Störungen in einem der kooperierenden Systeme, aber auch Störungen in den Koordinationszentren dieser Systeme, können zu einem mehr oder weniger typischen Schwindel führen.

Bau und Funktionsweise des Gleichgewichtssystems

12. Wie ist das Gleichgewichtssystem aufgebaut?

Das Gleichgewichtssystem besteht aus mehreren Abschnitten. Das Gleichgewichtsorgan im Innenohr (Vestibularapparat) ist ein Fühlorgan, das Kopfbewegungen und Kopfpositionen erkennt. Der Gleichgewichtsnerv leitet die aus dem Gleichgewichtsorgan kommenden Informationen durch einen Knochenkanal, den inneren Gehörgang, in das Gehirn weiter. In verschiedenen Zentren und Schaltstationen des Gehirns werden die Informationen schließlich verarbeitet.

Das wichtigste Zentrum für die Verarbeitung der einlaufenden Informationen ist das Gebiet der Gleichgewichtsnervenkerne im Hirnstamm (Vestibulariskerne). Sie erhalten aber nicht nur Zuflüsse aus dem Gleichgewichtsapparat selbst, sondern auch aus dem visuellen System (Auge) und von den Körpereigenfühlern, die in der Haut, den Muskeln, den Sehnen und den Gelenken liegen. Das Ergebnis der Informationsverarbeitung wird über Nervenbahnen an die Erfolgsorgane weitergeleitet. Das bedeutet für den bewussten Anteil des Gleichgewichtssystems eine Bahn zur Hirnrinde, wo die eigentliche Schwindelempfindung stattfindet. Weitere Nervenfasern ziehen zu den Augenmuskelkernen, die für den Anteil des vestibulären Systems an der Blickmotorik zuständig sind, andere ziehen zum Rückenmark, von wo aus die Muskeln Nervenimpulse für die Körperhaltungsregulation erhalten.

13. Wie ist der Gleichgewichtsapparat aufgebaut?

Im Innenohr jeder Seite liegt ein Gleichgewichtsorgan, das sich aus mehreren Teilen zusammensetzt. Jede Seite verfügt über drei Bogengänge, kleine gebogene flüssigkeitsgefüllte Kno-

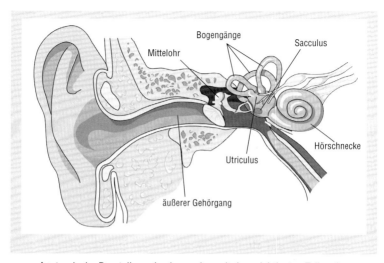

Anatomische Darstellung des Innenohrs mit den wichtigsten Teilen des Gleichgewichtsapparates.

chenröhrchen, in denen die Sinneszellen für die Erfassung von Drehbewegungen des Kopfes eingelassen sind. Sie stehen jeweils senkrecht zueinander, sodass jede Bewegungsrichtung im Raum erfasst werden kann. Mit den Bogengängen verbunden sind die beiden, wiederum zueinander senkrecht stehenden Ohrsteinchenorgane (Otolithenorgane). Sie sind für die Erfassung von geradlinigen Bewegungen des Kopfes (zum Beispiel beim Liftfahren), aber auch für die Erfassung der Kopfhaltung zuständig. Im Gegensatz zu den Bogengangsorganen unterliegen sie wegen der auf den Sinneszellen liegenden Ohrsteinchen den Einflüssen der Schwerkraft.

Die Ohrsteinchen, bestehend aus der Kalziumverbindung Calcit, sind in eine gallertige Masse eingelassen, die die Sinneshärchen der Sinnenzellen bedeckt. Durch ihr Gewicht kommt es zu einer lebenslangen Dauerreizung dieser Sinneszellen, die in ihrer Stärke von der jeweiligen Lage des Kopfes abhängt. Dadurch ist es dem Menschen möglich, die Position seines Kopfes im Verhältnis zur Schwerkraft zu erfassen. Nur im Weltraum, wo die Schwerkraft aufgehoben ist, fehlt dieser Dauerreiz. Dann ist eine Positionsbestimmung des Kopfes mit dem Ohrsteinchenapparat nicht mehr möglich.

Durch die Anordnung der Organe zueinander können alle im Raum vorkommenden Bewegungen des Kopfes und die Kopfposition erfasst werden.

14.   Wie funktioniert der Gleichgewichtsapparat?

Der Gleichgewichtsapparat reagiert auf Bewegungsreize, genauer gesagt auf Beschleunigungsreize (Geschwindigkeitsänderungen), die auf den Kopf einwirken.

Die für die Aufnahme von Drehbewegungen zuständigen Bogengänge sind flüssigkeitsgefüllte Knochenröhrchen, die die Sinneszellen mit den ihnen aufsitzenden Sinneshärchen enthalten. Bei einer Kopfdrehung dreht sich der Knochenkanal gleichzeitig mit dem Kopf, die in ihm vorhandene Flüssigkeit trägheitsbedingt mit einer Verzögerung. Dadurch kommt es zu einer Abscherung der im Kanal liegenden Sinneshärchen. Diese Verbiegung führt zu einer Veränderung des elektrischen Ladungszustandes der Sinneszellen. Sie stellt die eigentliche Erregung der Nervenzellen dar. Bei entsprechender Stärke wird sie an die Zentren fortgeleitet. Je nachdem, in welche Richtung die Sinneshärchen verkippt werden, kommt es zu einer Zunahme oder Abnahme der vorhandenen Grundaktivität der Nervenzelle. Das Gehirn ist in der Lage, diese Informationen zu entschlüsseln, der Gleichgewichtsapparat dient also als Richtungserkenner. So kann von einem Organ allein erkannt werden, ob der Kopf nach rechts oder links gedreht wird.

Der Ohrsteinchenapparat besitzt im Gegensatz zu den Bogengängen zusätzlich kleine Kalziumkristalle, die in eine gallertige Masse eingebettet sind. Dadurch unterliegt dieser Teil des Gleichgewichtsorgans den Einflüssen der Schwerkraft, arbeitet aber ansonsten nach denselben Mechanismen wie die Bogengänge.

15.   Was versteht man unter Coriolis-Beschleunigung?

Unter diesem, nach einem französischen Mathematiker benannten Begriff versteht man zwei Beschleunigungen mit gleicher oder unterschiedlicher Intensität, in jedem Fall aber mit unterschiedlichen Richtungen. Wenn die Coriolis-Kräfte auf den Gleichgewichtsapparat einwirken, kommt es zu einer komplizierten, sich teilweise widersprechenden Erregung der im Innenohr liegenden Beschleunigungsaufnehmer, die auch in den Zentren für das Gleichgewichtssystem nicht adäquat verarbeitet werden kann.

Als Beispiel mag das Fahren in einer Kurve dienen. Dabei wirken starke Fliehkräfte auf das Gleichgewichtsorgan ein. Wird während des Fahrens in der Kurve zusätzlich der Kopf heftig gedreht, so entstehen Beschleunigungen mit unterschiedlicher Richtung. Die Folge davon ist ein Schwindelgefühl, das auch experimentell erzeugt werden kann.

16.   Welche Aufgaben haben die Gleichgewichtszentren?

Wie bereits erwähnt, münden in die Nervenkerne des Gleichgewichtssystems (Vestibulariskerne) nicht nur die aus dem Gleichgewichtsapparat kommenden Informationen, sondern auch die Meldungen, die aus anderen mit dem Gleichgewichtsapparat kooperierenden Sinnessystemen stammen. Hier werden also Meldungen des Auges mit denen des Gleichgewichtsapparates verglichen. So führt eine Kopfbewegung nach links zu einem Sinneseindruck im Gleichgewichtsapparat, der der vom Auge aufgenommenen Bildverschiebung entspricht. Es kommt zu einer adäquaten Raumwahrnehmung.

Darüber hinaus besitzen die beiden Kerngebiete jeder Seite direkte Faserverbindungen untereinander, die einen zusätzlichen Abgleich ermöglichen. Dieser Mechanismus ist entscheidend für das normale Funktionieren des Gleichgewichtssystems. Ein Ungleichgewicht in diesem System löst Schwindelgefühl, unwillkürliche Augenrucke (Nystagmen) und Körpergleichgewichtsstörungen aus.

17. Benötigt man für die Erkennung einer Richtung beide Gleichgewichtsapparate?

Jeder Gleichgewichtsapparat einer Seite kann alle Bewegungsrichtungen für sich alleine erkennen. Die im Normalfall stattfindende Informationsaufnahme von beiden Seiten führt zu einer Erregungsverstärkung und Bestätigung der Informationen in den Zentren (Vestibulariskerne), wo die Meldungen aus beiden Gleichgewichtsapparaten zusammengeführt werden.

Das bedeutet, dass ein Mensch auch mit nur einem Gleichgewichtsapparat in der Lage ist, jede Bewegungsrichtung des Kopfes im Raum zu erkennen. Tatsächlich weiß man aus der Erfahrung von Patienten, dass die Funktionseinschränkung oder der Verlust eines Gleichgewichtsapparates nicht zwangsläufig mit bleibenden Schwindelbeschwerden einhergehen muss.

18. Wie kommt das Schwindelgefühl zustande?

Nach moderner Auffassung ist Schwindel als das Ergebnis eines Konfliktes zwischen unterschiedlichen Meldungen aus verschiedenen Sinnesorganen, aber auch aus dem Gleichgewichtsorgan selbst anzusehen.

Wenn sich die Informationen, die aus verschiedenen Sinneskanälen in den Zentren des Orientierungs- und Gleichgewichtssystems zusammenkommen, nicht entsprechen, wird dieses widersprüchliche Erregungsmuster bis zur Hirnrinde weitergeleitet, wo letztlich die Schwindelempfindung entsteht.

Untersuchungen des Gleichgewichtssystems

19. Welche Untersuchungen umfasst die Diagnostik bei Schwindelerkrankungen?

Die Grundlage der Diagnostik von Schwindelbeschwerden ist die gründliche Befragung des Patienten. Mehr als bei anderen Erkrankungen erlaubt die Beschreibung der Art des Schwindels, seiner Zeitdauer und der Begleiterscheinungen seines Auftretens eine Zuordnung zu bestimmten Krankheitsbildern. Fragen nach anderen Krankheitsursachen und nach Lebensgewohnheiten ergänzen diesen Teil der Untersuchung (Anamnese).

Einen wichtigen Teil stellt die Untersuchung der Augenbewegungen dar, weil sie objektive Zeichen einer Störung im Gleichgewichtssystem sind. Dies beruht darauf, dass die Augenbewegungen zu einem großen Teil vom Gleichgewichtssystem gesteuert werden. Dazu gehören die Suche nach spontan vorhandenen krankhaften Augenrucken (Nystagmen) und die Reaktionen auf bestimmte, definierte Reize.

Obwohl das Gleichgewichtssystem auch an der Regulation des Körpergleichgewichts beteiligt ist, ist die Aussagekraft von Gleichgewichtstests begrenzt (s. Frage 37). Sie können willkürlich beeinflusst werden und spiegeln selten den Funktionszustand des Gleichgewichtsapparates wider, da mehrere Sinnessysteme bereitstehen, Defizite schnell ausgleichen.

Blutuntersuchungen, zum Beispiel auf Virustiter, oder bildgebende Verfahren wie Röntgen, Computertomografie oder Magnetresonanztomografie gehören nicht zum Routineprogramm, sondern werden nur bei besonderen Fragestellungen eingesetzt.

Dagegen ist eine Untersuchung des Hörorgans unverzichtbar, weil Hörorgan und Gleichgewichtsorgan nebeneinander im Innenohr liegen. Manche Störungen wirken sich auf beide Organe aus.

20.   Welche Schwindelform ist typisch für eine Störung im Gleichgewichtssystem (vestibulären System)?

Da das Gleichgewichtssystem für die Erfassung von Kopfbewegungen und Kopfpositionen im Raum zuständig ist, treten
bei Störungen, seien es Irritationen oder Funktionseinbußen
(Defizite), Scheinbewegungen in der jeweiligen Arbeitsebene des
betroffenen Organes auf. Klinisch kann sich dies als Drehschwindel, Liftgefühl, Fallneigung und als Gefühl, zur Seite oder nach
hinten gezogen zu werden, äußern. Ist beispielsweise der Drehschwindel für eine Störung in einem der Bogengänge typisch, so
deutet das Liftgefühl auf eine Störung im Ohrsteinchenapparat
(Otolithenapparat) hin.

21.   Wie lässt sich der Vertikaleneindruck bestimmen?

Der Vertikaleneindruck ist ein wichtiger Parameter der
räumlichen Orientierung. Von Geburt an ist der Mensch von
Vertikalen (Senkrechten) umgeben, seien es Bäume, Hauswände
oder andere Gegenstände. Obwohl das visuelle System mit dem
Auge bei der Erkennung von vertikalen Linien führend ist, liefert auch das Gleichgewichtsorgan, hier der Ohrsteinchenapparat
(Otolithenapparat, s. Frage 13) einen wichtigen Anteil, da er eine
Dauerkonstante der Vertikalität, nämlich die Schwerkraft, misst
und dem Gehirn meldet.

Fordert man einen Gesunden auf, eine Leuchtlinie in abso-
luter Dunkelheit senkrecht einzustellen, so gelingt dies mit einer
Genauigkeit von 2 Winkelgrad. Da bei definierten Kopfneigun-
gen regelhafte Abweichungen auftreten, kann man daraus schließen, dass das Gleichgewichtsorgan an diesem Phänomen beteiligt
ist.

Untersucht man Patienten mit einer akuten Schädigung des
Gleichgewichtsorgans, treten gerichtete Abweichungen bis zu
15 Winkelgrad auf, die sich erst im Verlauf von einigen Tagen zu

Normwerten hin erholen. Abweichungen der visuellen Vertikalen treten auch bei Störungen in den zentralen Schaltstellen auf, die Erholungsvorgänge benötigen aber sehr viel mehr Zeit.

Es ist also möglich, durch Einstellen der visuellen Vertikalen einen Parameter der räumlichen Orientierung zahlenmäßig zu erfassen.

22. Was hat der Gleichgewichtssinn mit der Erkennung von rechts und links zu tun?

Für die tagtäglich mehrfach benutzte Richtungsbezeichnung „rechts" und „links" benötigt unser Orientierungssystem einen Bezugspunkt, von dem aus die auf der einen Seite liegenden Punkte als rechts, die auf der anderen Seite liegenden Punkte als links bezeichnet werden. Dieser Punkt „geradeaus vor uns" stammt aus einem inneren Bezugssystem, das das Individuum aus sich hinaus projiziert. Es wird als Geradeausprojektion bezeichnet. Auch für diesen Parameter der räumlichen Orientierung spielt zwar das Auge, das visuelle System, die Führungsrolle, das Gleichgewichtssystem liefert aber einen maßgeblichen Anteil.

Die Geradeausprojektion wird routinemäßig in einem vollständig abgedunkelten Raum bestimmt, um zusätzliche visuelle Informationen auszuschließen. Gesunde stellen die Geradeausprojektion mit einer hohen Genauigkeit ein, die Abweichungen betragen höchstens 2 Winkelgrad.

Dagegen verstellen Patienten mit akuten Störungen im Gleichgewichtssystem die Geradeausprojektion systematisch zur Seite der Funktionseinschränkung mit Abweichungen deutlich über 2 Winkelgrad.

Mit dieser Methode eröffnet sich eine weitere Möglichkeit, einen subjektiven Parameter der räumlichen Orientierung zahlenmäßig zu dokumentieren.

23.   Welche objektiven Zeichen einer Störung im Gleichgewichtssystem gibt es?

Das wichtigste objektive Zeichen einer Störung im Gleichgewichtssystem ist der sogenannte Spontannystagmus. Er ist Ausdruck eines Ungleichgewichts in den Gleichgewichtszentren.

Darunter versteht man rhythmische Augenrucke, bei denen sich eine langsame Bewegung in der einen Richtung mit einer Rückschlagbewegung in der anderen Richtung abwechselt. Jeder bei der Beobachtung mit bloßem Auge oder unter einer Lupenbrille auftretende, spontan vorhandene Nystagmus ist ein Krankheitszeichen. Die Ursache kann in einem der Gleichgewichtsapparate liegen, aber auch in den zentralen Schaltstellen des Gleichgewichtssystems oder in den Zentren, wo Augenbewegungen generiert werden.

Manchmal tritt der Nystagmus erst nach unspezifischen Provokationsmaßnahmen auf (latenter Spontannystagmus). Dazu zählen Kopfschütteln, verschiedene Kopflagen und Kopflagerungen sowie Vibrationsreize. Diese Maßnahmen dürfen nicht verwechselt werden mit den experimentellen Prüfungen, bei denen durch bestimmte, definierte Reizungen voraussagbare Nystagmusreaktionen schon beim Gesunden auftreten (s. Frage 33).

24.   Wozu dient der Kopfimpulstest?

Mit dem Kopfimpulstest lässt sich prüfen, wie gut die Blickeinstellbewegungen bei raschen Kopfbewegungen funktionieren.

Eine der Hauptaufgaben des Gleichgewichtssystems besteht darin, bei ruckartigen Kopfbewegungen eine rasche Blickeinstellung zu erreichen. Dies wird über einen Reflex geregelt. Die Fühlorgane des Gleichgewichtsapparates erkennen die Kopfbewegung und leiten diese Information an die Gleichgewichtszentren im Hirnstamm weiter, wo die Meldungen auf die Nervenkerne der Augenmuskeln umgeschaltet werden, die letztlich die Augenbewegung bewirken.

Wenn beide Gleichgewichtsorgane ausgefallen sind, kann keine schnelle Blickfixation mehr erfolgen, das Auge muss nun allein die Blickeinstellung vornehmen, was aber nur mit einer gewissen Verzögerung gelingt. Man sieht dann ruckartige Nachstellbewegungen der Augen bei Kopfbewegungen.

Liegt ein einseitiger Ausfall eines Gleichgewichtsorgans vor, lassen sich die Defizite des Blickeinstellreflexes ebenfalls erkennen.

25. Wie wird der klinische Kopfimpulstest durchgeführt?

Der klinische Kopfimpulstest (Halmagyi-Test) ist eine einfache, ohne weitere Hilfsmittel durchzuführende Untersuchung. Bei diesem Test sitzt der Patient dem Arzt gegenüber und hat die Aufgabe, die Nasenspitze des Untersuchers zu fixieren. Bei ruckartigen Kopfbewegungen nach rechts und links durch den Untersucher kann der Gesunde ohne zusätzlich vom Auge veranlasste Ruckbewegungen das Blickziel festhalten. Bei einem Ausfall des Gleichgewichtsorgans einer Seite gelingt dies zur Richtung des ausgefallenen Organs nicht. Das Auge führt eine zusätzliche, ruckartige Korrekturbewegung (Sakkade) durch. Diese ist für den geübten Untersucher erkennbar und zeigt ihm an, auf welcher Seite ein Ausfall des Gleichgewichtsapparates vorliegt.

Im Fall eines beidseitigen Ausfalls treten die Sakkaden bei Kopfrucken in beiden Richtungen auf.

26. Wie wird der Videokopfimpulstest durchgeführt?

Beim Videokopfimpulstest werden die Augenbewegungen mit einer Hochgeschwindigkeitskamera aufgenommen und gleichzeitig die Kopfbewegungen mit einem in der Kamerahalterung angebrachten Sensor registriert. Damit es zum einen möglich, auch sehr rasche Augenbewegungen (Sakkaden), die mit bloßem Auge nicht zu erkennen sind, sichtbar zu machen. Zum anderen kann das Verhältnis von Kopfbewegungen zu Augenbewegungen berechnet werden. Im Normalfall beträgt es 1, das heißt die Korrekturbewegungen der Augen stimmen mit der Kopfbewegung ideal überein. Das Blickziel wird sofort mit der Kopfbewegung erreicht. Liegt das Verhältnis unter 1, ist der Reflex nicht ausreichend, das Auge selbst muss mit einem Blicksprung nachhelfen.

Zur Durchführung des Tests muss der Patient ein Blickziel fixieren, während der Untersucher eine ruckartige Kopfbewegung beim Patienten durchführt. Kopfbewegung und Augenbewegung werden gleichzeitig aufgezeichnet.

27.   Welche Aussage erlaubt der Kopfimpulstest?

Aktuelle Untersuchungen haben gezeigt, dass bei schnellen Kopfrucken ganz bestimmte Sinneszellen des Gleichgewichtsorgans gereizt werden („schnelle Zellen"). Ihre Funktion wird mit dem Kopfimpulstest erfasst, während die Spülung mit Wasser (s. Frage 33) die „langsamen Zellen" reizt.

Auf diese Weise ist es möglich, eine Aussage über diesen für schnelle Kopfbewegungen zuständigen Teil des Gleichgewichtsorgans zu erhalten. Es hat sich gezeigt, dass die beim Videokopfimpulstest gereizten Zellen bei manchen Krankheiten wie bei einem Ausfall des Gleichgewichtsorgans (Neuropathia vestibularis) praktisch immer betroffen sind, bei anderen Krankheiten wie der Menièreschen Krankheit nur ausnahmsweise.

28.   Was versteht man unter einem Nystagmus?

Das Wort Nystagmus stammt aus dem Griechischen und bedeutet Zittern.

In der medizinischen Sprache versteht man darunter die Abfolge von unwillkürlichen, ruckartigen Augenbewegungen, die aus einer langsamen und einer schnellen Phase bestehen.

Tritt ein Nystagmus spontan oder nach bestimmten Provokationsmaßnahmen auf, so ist dies ein Zeichen für eine Störung

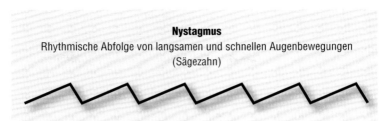

Nystagmus
Rhythmische Abfolge von langsamen und schnellen Augenbewegungen
(Sägezahn)

Definition Nystagmus, unten: schematische Darstellung der Augenbewegung.

im Orientierungs-Gleichgewichtssystem. Besteht bei einem Patienten ein Nystagmus, so bedeutet dies nicht zwangsläufig, dass er auch Schwindel verspüren muss. Der Nystagmus selbst bewirkt also keinen Schwindel, allerdings werden von manchen Patienten die während der langsamen Bewegungsphasen stattfindenden Bildverschiebungen bemerkt und als Schwindel empfunden.

Während ein spontan vorhandener Nystagmus immer ein Krankheitszeichen ist, lassen sich bei jedem Gesunden unter bestimmten Reizbedingungen Nystagmen regelhaft auslösen. Diese Reaktionen können dann für die Funktionsbeurteilung des Gleichgewichtssystems benutzt werden (s. Frage 33).

29. Was versteht man unter Lagenystagmus, und bei welchen Störungen tritt er auf?

Unter Lagenystagmus versteht man rhythmische Augenrucke, die im Liegen, nicht bei der Umlagerung, auftreten. Auch wenn ein bereits bestehender Nystagmus durch das Liegen verstärkt wird, spricht man von einem Lagenystagmus. Ein Lagenystagmus hält im Gegensatz zum Lagerungsnystagmus über mehrere Minuten an. Der Lagenystagmus schlägt meist vertikal, entweder nach oben (up beat) oder nach unten (down beat).

Das Auftreten eines Lagenystagmus ist typisch für eine Störung der zentral-blickmotorischen Bahnen in der hinteren Schädelgrube, also im Kleinhirn oder im Hirnstamm.

30.   Wie werden Augenbewegungen erfasst?

Am wichtigsten ist die einfache Beobachtung der Augen-position und der Augenbewegungen ohne technische Hilfsmittel, weil man einige Störungen bereits auf diese Weise schnell erken-nen kann.

Das wichtigste Hilfsmittel zur Erfassung krankhafter Au-genbewegungen ist die Lupenbrille (Frenzelbrille). Mit dieser Brille wird die Fähigkeit der Augen, durch Fixation Nystagmen (rhythmische Augenrucke) teilweise oder ganz zu unterdrücken, aufgehoben. Daher lassen sich krankhafte Nystagmen leichter er-kennen. Dies wird noch unterstützt durch die vergrößerte Abbil-dung des Auges.

Zur Aufzeichnung der Augenbewegungen stehen gegenwär-tig für die Routine zwei Verfahren zur Verfügung: die „Elektro-nystagmografie" und die „Videookulografie".

Bei der Elektronystagmografie werden mithilfe von Elek-troden, die an den Schläfen befestigt werden, die bei Augenbe-wegungen auftretenden elektrischen Spannungsschwankungen registriert, verstärkt und aufgezeichnet. Während das EKG Span-nungsänderungen des Herzmuskels erfasst, werden hier die Be-wegungen des Augapfels selbst aufgrund seiner elektrischen Ei-genschaften messbar.

Die Videookulografie benutzt kleine, in einer Art Taucher-brille eingebaute Videokameras zur Aufzeichnung der Augenbe-wegungen, die elektronisch bezüglich ihrer Richtung, Häufigkeit und Schnelligkeit ausgewertet werden. In den letzten Jahren ist die Elektronystagmografie zugunsten der Videookulografie in den Hintergrund getreten.

31.   Was versteht man unter Gegenrollung der Augen?

Neigt man den Kopf zur Seite, zu einer Schulter hin, kommt es zu einer Verrollung der Augen in die Gegenrichtung. Bei einer

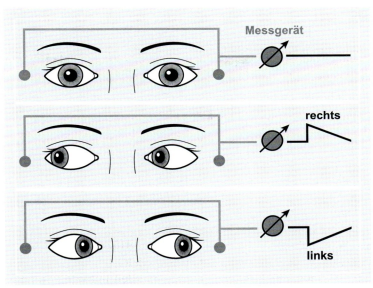

Schematische Darstellung der Elektronystagmografie.

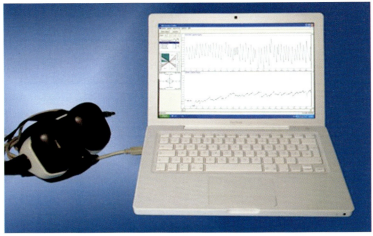

Videonystagmografie-Brille mit Registrierdarstellung auf Monitor.

Kopfneigung nach rechts, werden die Augen nach links verrollt. Es ist der kompensatorische Versuch, das geneigte Bild der Umgebung möglichst wieder in die Senkrechte zu bringen. Dies gelingt aber nur bis zu einem gewissen Grad, nicht vollständig. So werden die Augen bei einer Seitneigung des Kopfes von 90 Grad nur um etwa 16 Grad gegengerollt. Dennoch bleibt die Orientierung erhalten, da das zentrale Orientierungssystem gegenreguliert. Das System „weiß", dass die Umwelt konstant bleibt, auch wenn der Kopf geneigt wird.

Da das Phänomen der Gegenrollung (counterrolling) überwiegend vom Utriculus, einem der Ohrsteinchenorgane, bewirkt wird, eignet sich die Beobachtung der Gegenrollung als Test für die Utriculusfunktion. Zur Aufzeichnung benötig man allerdings spezielle Kameras, die die Rollbewegungen der Augen aufnehmen können.

32.   Ermöglicht die Elektronystagmografie oder Videookulografie die Erkennung bestimmter Krankheitsbilder?

Sowohl die Elektronystagmografie (ENG) als auch die Videookulografie (VOG) sind Aufzeichnungsverfahren für Augenbewegungen. Damit können Nystagmen (Augenrucke) oder experimentell erzeugte Augenbewegungen dokumentiert werden. Diese Augenbewegungen sind grundsätzlich auch unter der Lupenbrille erkennbar, aber eben nicht dokumentierbar.

Fortschritte sind durch Videobrillen zu erwarten, die auch Drehbewegungen des Auges um seine Achse (Raddrehungen) erfassen und auswerten.

Vollkommen neue Erkenntnisse sind also durch Anwendungen apparativer Verfahren nicht zu erwarten. Grundsätzlich könnte jedes neurootologische Krankheitsbild auch mit der Lupenbrille allein diagnostiziert werden. Allerdings ist die Auswertung subjektiv, nicht genau quantifizierbar, nicht reproduzierbar, und kann daher auch nicht anderen Untersuchern zur Beurteilung vorgelegt werden.

33. Was versteht man unter den experimentellen Gleichgewichtsprüfungen, und was sagen sie aus?

Unter den experimentellen Gleichgewichtsprüfungen versteht man Tests, bei denen durch bestimmte, in ihrer Stärke definierte Reize bei Gesunden qualitativ voraussagbare und quantitativ abschätzbare Reaktionen ausgelöst werden. Je nach Reiz können die Funktionen verschiedener Abschnitte des Gleichgewichtssystems beurteilt werden.

Mit der Spülung des Gehörgangs (kalorische Prüfung) einer Seite mit warmem oder kaltem Wasser gelingt es, die Funktion des Innenohrgleichgewichtsapparates seitengetrennt zu beurteilen und zu vergleichen.

Bei der Drehprüfung um die Kopfachse werden beide Gleichgewichtsorgane gleichzeitig erregt. Die dadurch ausgelösten Nystagmusreaktionen sind das Ergebnis der zentralen Verarbeitung der aus beiden Gleichgewichtsapparaten einlaufenden Informationen. Im Normalfall treten bei Rechts- und bei Linksdrehung gleicher Stärke symmetrische Reaktionen auf.

Durch schnell am Auge vorbeigeführte Blickziele lassen sich gleichfalls Nystagmen auslösen. Man spricht vom optokinetischen oder auch Eisenbahn-Nystagmus, da man ihn bei Zugreisenden, die aus dem Fenster sehen, gut beobachten kann. Er wird allein von Sehreizen ausgelöst. Da diese Reflexbahn gemeinsame Hirnkerne mit dem Gleichgewichtssystem besitzt, pflanzen sich vestibuläre Störungen auf diese Reaktion auf und führen zu Beeinträchtigungen und Asymmetrien des optokinetisch ausgelösten Nystagmus.

Mit der Auslösung langsamer Augenbewegungen werden die zentralen Bahnen der Augenbewegungen getestet. Soll das

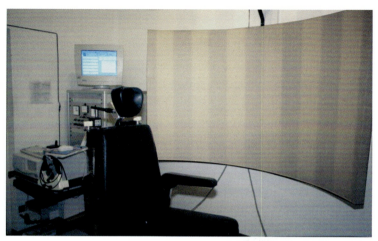

Untersuchungsraum für Gleichgewichtsprüfungen.

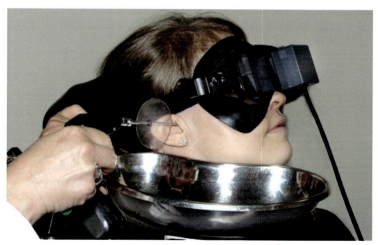

Thermische Reizung mit Wasserspülung.

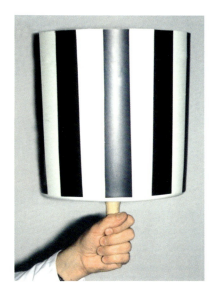

Drehtrommel zu Auslösung eines optokinetischen Nystagmus („Eisenbahn-Nystagmus")

Auge langsam bewegten Blickzielen folgen, so erfolgt dies beim Gesunden als glatte Bewegung. Auch bei Erkrankungen des Innenohrgleichgewichtsapparates gelingt dies im Allgemeinen, dagegen überlagern sich bei Störungen in den Blickzentren Augenrucke (Sakkaden) auf die sonst glatten Bewegungen.

34. Wozu dient die Vibrationsstimulation bei der Diagnostik von Schwindelbeschwerden?

Durch einen Zufall beobachtete der HNO-Arzt K. Lücke, dass Vibrationsreize über ein auf den Kopf aufgesetztes Massagegerät bei bestimmten Schwindelerkrankungen nicht nur zum Auftreten von Schwindelbeschwerden führen, sondern auch zu Nystagmen (Augenrucken). Diese Methode ist inzwischen verfeinert worden und kann in der Schwindel- und Gleichgewichtsdiagnostik eingesetzt werden.

Es hat sich herausgestellt, dass ein regelhafter Nystagmus dann auftritt, wenn eine Seitendifferenz in der Erregbarkeit der beiden Gleichgewichtsorgane vorliegt. Der durch die Vibrationsreize ausgelöste Nystagmus schlägt dann zur Seite der besseren Erregbarkeit. Die durch die Vibrationsreizung gewonnene Aussage ähnelt der, die aus der thermischen Reizung zu gewinnen ist. Durch kritischen Einsatz dieser Methode lässt sich die Zahl der Spülungen deutlich reduzieren.

35. Lässt sich der Vibrationsstimulator in der Therapie von Schwindelbeschwerden einsetzen?

Die vom Vibrationsstimulator erzeugten Erschütterungen sollen dazu dienen, Verklumpungen oder Anhäufungen von Ohrsteinchen (Otolithen), wie sie beim gutartigen Lagerungsschwindel vorkommen, aufzulösen. Die Methode ähnelt der Zertrümmerung von Nierensteinen. Manche Ärzte setzen daher Vibrationsreize grundsätzlich bei den Befreiungsmanövern ein. In jedem Fall ist ihre Anwendung zu empfehlen, wenn es sich um einen hartnäckigen Lagerungsschwindel handelt, der nicht mit wenigen Behandlungen zu beseitigen ist.

36. Was versteht man unter Ataxie?

Die Ataxie ist eine bestimmte Form der Körpergleichgewichtsstörung, im Allgemeinen eine Gangstörung. Sie ist gekennzeichnet durch einen breitbeinigen, schwankenden Gang, ähnlich dem eines Betrunkenen. Liegt der Ataxie eine einseitige Störung des Gleichgewichtssystems zugrunde, so fallen Gangabweichungen zur Seite des Defizits auf.

Meist findet sich die Ataxie jedoch bei Kleinhirnerkrankungen, bei bestimmten Nervenerkrankungen (Polyneuropathien) und bei Rückenmarkserkrankungen.

37. Wie wird das Körpergleichgewicht geprüft?

Stehen ist eine der wichtigsten motorischen Grundfunktionen des Menschen. Da auch das Gleichgewichtssystem zu dieser Funktion beiträgt, gehört die Beurteilung der Fähigkeit zu stehen in das Untersuchungsprogramm bei Schwindelbeschwerden. Entscheidend ist, dass der Test standardisiert, also immer unter möglichst gleichen Bedingungen durchgeführt wird.

Zur Beurteilung des statischen Gleichgewichts setzt man den Romberg-Stehversuch ein. Dabei soll der Patient mit aneinander gestellten Füßen und horizontal erhobenen Armen möglichst ruhig stehen. Um den stabilisierenden Effekt des visuellen Systems zu überprüfen, wird der Test immer im Vergleich mit offenen und geschlossenen Augen durchgeführt. Starke Schwankungen oder Richtungsabweichungen weisen auf eine Störung hin. Die Richtung der Fallneigung zeigt die Seite der eingeschränkten Funktion an („man fällt ins Loch").

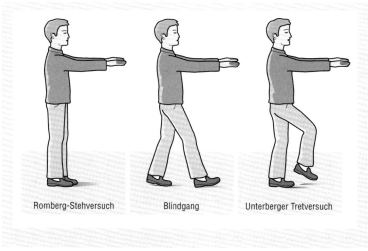

Romberg-Stehversuch   Blindgang   Unterberger Tretversuch

Die drei wichtigsten klinischen Tests für das Körpergleichgewicht.

Zur Beurteilung des dynamischen Gleichgewichts setzt man den Tretversuch oder den Gehversuch ein.

Beim Tretversuch hat der Patient die Aufgabe, auf der Stelle, aus der standardisierten Grundhaltung heraus, heftig auf der Stelle zu treten, zu marschieren. Auch hier gilt die Regel, dass die Abweichung zur Seite der Minderfunktion gerichtet ist.

Beim Gehversuch (Blindgang) soll der Patient auf einer gedachten Linie geradeaus gehen. Dieser Test beansprucht mehr Platz wegen der Gehstrecke, liefert aber keine zusätzlichen Informationen, sodass man sich im Allgemeinen für die Untersuchung des Körpergleichgewichts mit dem Stehtest und dem Tretversuch begnügt.

38. Wie erkennt man eine Störung des Sacculus?

Der Sacculus ist eines der beiden Ohrsteinchenorgane, er gehört zum Gleichgewichtsapparat und ist zuständig für die Erkennung von Kopfbewegungen in der Senkrechten, wie sie beispielsweise beim Liftfahren stattfinden (s. Frage 13).

Seit einigen Jahren steht eine Möglichkeit zur Verfügung, mit der gezielt eine Störung des Sacculus erkannt werden kann. Es handelt sich dabei um einen Muskelreflex, der durch Schallreize ausgelöst wird. Der über einen Kopfhörer zugeführte Schall erregt nicht nur die Hörschnecke, sondern auch einen bestimmten Teil des Gleichgewichtsorgans, nämlich den Sacculus. Diese unspezifisch erscheinende Reizung führt zu einer Reflexantwort in der Halsmuskulatur. Leitet man mittels Elektromyogramm (EMG) die Muskelaktivität über dem größten Halsmuskel ab, lässt sich die Reflexantwort sichtbar machen. Auf diese Weise können im Vergleich beider Seiten Funktionsverluste und Seitendifferenzen festgestellt werden.

Diese Methode der zervikalen „vestibulär evozierten myogenen Potenziale (VEMP)" gestattet es, bislang nicht erkennbare Störungen im Gleichgewichtsapparat zu objektivieren.

39. Wie erkennt man eine Störung des Utriculus?

Der Utriculus ist das andere der beiden Ohrsteinchenorgane und gehört ebenfalls zum Gleichgewichtsapparat. Der Utriculus ist zuständig für die Erkennung von geradlinigen Kopfbewegungen in der Horizontalen, wie sie beispielsweise beim Fahren mit der Eisenbahn auf einer geraden Strecke auftreten.

Die Untersuchung der Utriculusfunktion ist schwierig und noch nicht so eindeutig und gut ausgearbeitet wie für die Sacculusfunktion.

Eine Möglichkeit ist die Bestimmung der Gegenrollung der Augen (s. Frage 31), eine andere Möglichkeit die Bestimmung der „okulären vestibulär evozierten myogenen Potenziale (o-VEMP)". Bei dieser Methode werden nach Vibrationsreizung mit hoher Frequenz auf dem Schädelknochen Potenziale (Spannungsänderungen) von den äußeren Augenmuskeln abgeleitet.

40. Welche Methoden zur Aufzeichnung von Körperhaltung und Körperbewegungen gibt es?

Eine heutzutage leicht zugängliche und einfache Methode ist das Filmen der Körperhaltung und der Körperbewegungen mit einer Videokamera. Problematisch ist aber die Auswertung, da es keine Standards gibt.

Weltweit am weitesten verbreitet ist die Methode der Posturografie, mit der der Körperkraftschwerpunkt gemessen wird.

Ein anderes, aber nicht so weit verbreitetes Verfahren ist die Craniocorpografie. Dabei werden Lichtträger an Kopf und Schulter befestigt und deren Positionsänderungen mit einer Kamera in einem gewissen Zeitraum festgehalten. Daraus kann auf Körperschwankungen zurückgeschlossen werden.

41. Wie funktioniert die Posturografie?

Die Posturografie ist eine Methode zur Aufzeichnung des Körperkraftschwerpunktes. Seine Bewegungen gelten als Parameter für Körperschwankungen.

Das Prinzip der Posturografie ähnelt dem einer Körperwaage. Zwei Platten sind miteinander beweglich verbunden. In die Verbindung zwischen den Platten sind Messaufnehmer, zum Beispiel Federn, eingebaut. Jede Bewegung führt zu einer Änderung des Druckes, die die eine Platte auf die andere Platte ausübt und die an den verschiedenen Eckpunkten gemessen wird. Diese Schwankungen können in einem X-Y-Diagramm oder für jede Schwankrichtung allein auch fortlaufend aufgezeichnet werden.

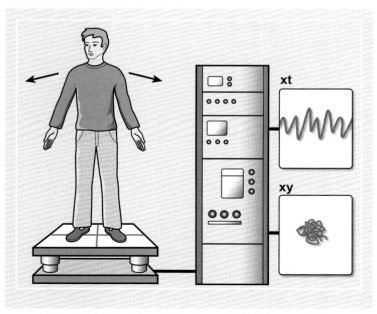

Schematische Darstellung der Posturografie (Erläuterung s. Text).

Mit Unterstützung durch einen Computer können noch weitere Analysen der Körperschwankungen durchgeführt werden. So lassen sich die Häufungen der einzelnen Körperschwankungen, die Gesamtstrecke des zurückgelegten Weges bei den Schwankungen oder ihr Umfang ausrechnen und darstellen.

Mit der Methode der Posturografie ist es also möglich, Körperschwankungen in Ruhe, aber auch ihre Dynamik zu erfassen.

Im Allgemeinen beschränkt man sich auf die Messung des Körperkraftschwerpunktes im Romberg-Stehversuch (s. Frage 37), aber auch das Ergebnis des Unterberger Tretversuchs kann mit einer genügend großen Messplattform dokumentiert werden.

42. Welche Hörprüfmethoden werden bei der Abklärung von Schwindelbeschwerden eingesetzt?

Da das Gleichgewichtsorgan neben dem Hörorgan im Innenohr liegt, sollte bei der Abklärung von Schwindelbeschwerden immer auch das Gehör geprüft werden. Bei manchen Erkrankungen, wie beispielsweise der Menièreschen Erkrankung (s. Frage 69 ff) oder dem sogenannten Akustikusneurinom (s. Frage 109 ff), sind beide Funktionen geschädigt.

Die Hörprüfungen umfassen die Bestimmung der Hörschwelle für Töne (Tonschwellenaudiogramm), die Bestimmung der Innenohrechos (otoakustische Emissionen), die Bestimmung der Mittelohrdruckverhältnisse und der Mittelohrreflexe (Impedanzprüfungen) und die Messung der Nervenleitgeschwindigkeit des Hörnervs (Hirnstammaudiometrie = BERA).

(s. auch K.-F. Hamann u. K. Hamann: Schwerhörigkeit und Hörgeräte, Zuckschwerdt Verlag, www.zuckschwerdtverlag.de)

**43.   Welche zusätzlichen Informationen bringen moderne bildgebende
Verfahren in der Diagnostik von Schwindelbeschwerden?**

Die Magnetresonanztomografie (MRT, Kernspintomografie) hat ihren festen Platz in der Diagnostik von Schwindelbeschwerden, da damit Vestibularisschwannome (sogenannte Akustikusneurinome) nachgewiesen beziehungsweise ausgeschlossen werden können.

Moderne bildgebende Verfahren, wie die PET (Positronenemissionstomografie) oder SPECT, mit denen sich Stoffwechselaktivitäten im Gehirn darstellen lassen, haben zurzeit für die Diagnostik von Schwindelerkrankungen (noch) keine Bedeutung. Abgesehen vom hohen technischen und finanziellen Aufwand, können diese Methoden gegenwärtig keine Informationen liefern, die eine genauere Diagnosestellung von Schwindelbeschwerden ermöglichen.

Funktionsverlust eines Gleichgewichtsapparates

44. Wie macht sich der Ausfall eines Gleichgewichtsapparates bemerkbar?

Der komplette oder teilweise Ausfall eines Gleichgewichtsapparates (Neuropathia vestibularis) macht sich als plötzlich einsetzender Drehschwindel von großer Heftigkeit bemerkbar. Er wird in der akuten Phase begleitet von Körperschwankungen mit ausgeprägter Fallneigung. Spontane Augenrucke (Spontannystagmen) sind zu diesem Zeitpunkt praktisch immer vorhanden und meist auch ohne Lupenbrille oder andere Hilfsmittel erkennbar. Die schnelle Phase der Augenrucke zeigt zum gesunden, nicht betroffenen Ohr.

Andere Krankheitszeichen fehlen, insbesondere sind keine Einschränkungen des Hörvermögens oder Ohrgeräusche vorhanden. Nur im Fall eines kompletten Innenohrausfalls, wenn also Hörorgan und Gleichgewichtsorgan gemeinsam betroffen sind, treten Schwerhörigkeit bis hin zu Taubheit und Tinnitus auf.

Der Schwindel hält einige Tage an, schwächt sich aber von allein ab oder verschwindet völlig. Diese Entwicklung zeigt an, dass die Selbstreparaturmechanismen des Gleichgewichtssystems (Kompensation s. Frage 47) greifen.

45. Worin besteht die Ursache einer akuten Funktionseinschränkung eines Gleichgewichtsapparates?

Über die eigentliche Ursache der akuten Funktionseinschränkung eines Gleichgewichtsapparates besteht noch keine endgültige Klarheit. Immer mehr Befunde deuten aber darauf hin, dass es sich um eine virale Entzündung am Gleichgewichtsnerv oder im Bereich der Sinneszellen handelt. Man nimmt an, dass irgendwann im Zusammenhang mit einer Virusinfektion eine Einlagerung von Virusmaterial am Nerv stattgefunden hat. Durch äußere Einflüsse wie einen banalen Infekt, starke körperliche Anstrengungen oder Stress kommt es zu einer Aktivierung der bis dahin schlummernden Viren, die zu einer Funktionsbeeinträchtigung führt.

46. Wie ist der natürliche Verlauf der akuten Funktionsstörung eines Gleichgewichtsapparates?

Die akute Funktionseinschränkung in einem Gleichgewichtsapparat führt zu einer starken Asymmetrie der Informationen, die in die Gleichgewichtszentren gelangen. Dieses zentrale Ungleichgewicht löst die typischen Symptome aus. Die Nervenzentren für die Regulation der Orientierung im Raum und des Körpergleichgewichts besitzen untereinander einen Abgleichmechanismus. Dieser Selbstreparaturmechanismus (Kompensation) bewirkt, dass es in einem relativ kurzen Zeitraum zu einer Wiederangleichung des Erregungsniveaus zwischen beiden Gleichgewichtszentren kommt, was mit einem Rückgang der subjektiven Beschwerden und der objektiven Krankheitszeichen einhergeht. Dabei spielt es nur eine untergeordnete Rolle, ob sich das Fühlorgan im Innenohr (Vestibularapparat) selbst erholt oder nicht.

Die Vorgänge an den Nervenzellen der Gleichgewichtszentren entsprechen dem spontanen Rückgang der Beschwerden. Nach 2–3 Tagen kommt es in vielen Fällen bereits zu einer deutlichen Besserung, mit einer völligen Beschwerdefreiheit ist bei günstigem Verlauf innerhalb von 2–3 Wochen zu rechnen. In anderen Fällen bleibt ein Restschwindelgefühl. Die Notwendigkeit, therapeutisch einzugreifen, ergibt sich zum einen aus dem Wunsch, den Krankheitsverlauf abzukürzen, zum anderen, in möglichst vielen Fällen vollständige Beschwerdefreiheit zu erreichen.

47. Was versteht man unter Kompensation, und welche Bedeutung hat sie für Patienten mit Schwindelbeschwerden?

Unter Kompensation versteht man in der medizinischen Sprache den Ausgleich einer verlorengegangenen oder verminderten Funktion.

Der Begriff Kompensation ist der Schlüssel zum Verständnis von biologisch vorgegebenen Selbstheilungsvorgängen im Gleichgewichtssystem. An der Aufrechterhaltung einer adäquaten Raumorientierung und des Körpergleichgewichts sind neben dem Gleichgewichtssystem selbst hauptsächlich das Auge und die Körpereigenfühler beteiligt. Das Gleichgewichtsorgan liefert von jeder Seite unter normalen Umständen identische Meldungen über Kopfbewegungen. Solange diese einander entsprechen, bestehen keine Probleme. Entsteht aber durch Schädigung eines Gleichgewichtsapparates ein Seitenunterschied, verschiebt sich auch in den Gleichgewichtszentren die Symmetrie und es kommt zu den bekannten Symptomen wie Schwindel und Gleichgewichtsstörungen. Dank der Verbindungen zwischen beiden Gleichgewichtszentren kann es aber zu einer neuen Symmetrie kommen, sogar wenn sich das kranke Gleichgewichtsorgan selbst nicht erholt. Dieser Vorgang, die (vestibuläre) Kompensation, läuft mehr oder weniger vollständig von allein ab. Geschieht dies aber nicht ausreichend, bleiben die Beschwerden bestehen. Dann muss vonseiten des Arztes versucht werden, auf die Kompensationsvorgänge Einfluss zu nehmen.

Am besten geschieht dies mit gezielten Übungen, mit einem „Training gegen Schwindel". Dabei werden nicht nur die im Gleichgewichtssystem vorhandenen Selbstreparaturmechanismen genutzt, sondern auch die erwähnten Kooperationspartner vermehrt in die Kompensationsvorgänge mit einbezogen.

48.   Welche Befunde kann man beim akuten Funktionsverlust eines Gleichgewichtsapparates erheben?

Der akute Verlust eines Gleichgewichtsapparates äußert sich im Bereich der Orientierung durch plötzlich auftretenden heftigen Drehschwindel, der im Verlauf von einigen Tagen deutlich nachlässt. In der Frühphase ist dieses Schwindelgefühl begleitet von Spontannystagmus (spontanen Augenrucken), dessen schnelle Phase zur gesunden Seite gerichtet ist. Gibt man Vibrationsreize auf den Warzenfortsatzknochen, verstärkt sich dieser Nystagmus (s. Frage 34).

Bei einer Spülung mit warmem Wasser (thermische Prüfung) sind auf der befallenen Seite die Reaktionen entweder erloschen oder aber im Vergleich zur Gegenseite deutlich eingeschränkt. Da in der akuten Phase die Gleichgewichtszentren noch keine Anpassung an die krankhafte Situation erreicht haben, kommt es bei der Drehprüfung im Seitenvergleich zu asymmetrischen Reaktionen. Im Verlauf der Zeit ändern sich die Antworten, je nach angewandtem Test kann sogar ein Ausgleich erfolgen, in anderen Fällen verbleibt ein Restungleichgewicht.

In der Anfangsphase der Erkrankung hat der Patient erhebliche Schwierigkeiten beim Stehen und Gehen. Sowohl im Romberg-Stehversuch als auch im Unterberger Tretversuch sieht man deutliche Abweichungen, die zur geschädigten Seite hin gerichtet sind („man fällt ins Loch").

49.   Wie wird der plötzliche Funktionsverlust eines Gleichgewichtsorgans behandelt?

Wegen des starken Schwindelgefühls steht zunächst einmal die Unterdrückung der Schwindelbeschwerden im Vordergrund der Behandlung. Ähnlich wie bei der Menièreschen Erkrankung setzt man dämpfende Substanzen ein, die gezielt in die Informationsverarbeitung der Gleichgewichtszentren eingreifen, aber auch allgemein dämpfende Wirkungen haben. Zu diesen Substanzen zählen Vomex A®, Valium® und Neuroleptika.

Nach der akuten Leidensphase versucht man möglichst bald, mit gezielten Übungen die zentralen Erholungsmechanismen zu stimulieren. In den ersten Tagen kann dies auch schon bei Bettlägerigkeit geschehen, später durch ein Langzeit-Trainingsprogramm.

50. Bei welchen Patienten kommt eine Übungsbehandlung infrage?

Zunächst einmal wird man jedem Patienten, der an einem einseitigen Funktionsdefizit des Gleichgewichtsapparates leidet und bei dem in den Zentren noch kein Ausgleich erreicht ist, eine Trainingsbehandlung empfehlen. Dazu gehören also vor allem Patienten mit einseitigem Funktionsdefizit eines Gleichgewichtsapparates (Neuropathia vestibularis).

Auch bei Menière-Patienten, bei denen die Schwindelbeschwerden im Vordergrund stehen, kommt die Trainingsbehandlung infrage, auch wenn dadurch der anfallsweise Verlauf der Erkrankung nicht beeinflusst werden kann.

Sinnvoll ist eine Übungsbehandlung beim bestrahlten oder operierten Vestibularisschwannom („Akustikusneurinom") mit dem Ziel, die zentralen Ausgleichs- und Erholungsvorgänge zu fördern (s. Frage 112 ff).

Sogar bei Schwindelmigräne, Angstschwindel und Hirnfunktionsstörungen, die von Schwindelbeschwerden begleitet sind, lässt sich die Übungsbehandlung erfolgreich einsetzen. Immer dann, wenn es um eine Stabilisierung der Gleichgewichtsfunktionen geht, ist eine Trainingsbehandlung angezeigt.

51. Welche Gleichgewichtsübungen können auch bei Bettlägerigkeit durchgeführt werden?

In der Akutphase einer einseitigen Funktionseinschränkung ist auch schon beim bettlägerigen Patienten ein Gleichgewichtstraining sinnvoll und möglich. Wichtig ist dabei die Wiederherstellung einer schnellen Blickfixation. Dies lässt sich durch Übungen mit einem Pendel erreichen. An der an Krankenhausbetten im Allgemeinen vorhandenen Bettstange wird ein Pendel aufgehängt, zum Beispiel eine leere Infusionsflasche in einem Netz. Dieses Pendel wird in Schwingungen versetzt. Der Patient soll nun diesem Pendel zunächst nur mit den Augen folgen.

Im zweiten Teil der Übungen soll er dann mit dem Kopf und dem Auge zusammen diesem Pendel folgen.

Eine dritte Übung besteht darin, einen kleinen Ball, zum Beispiel einen Tennisball, von der einen Hand in die andere zu werfen. Damit wird die Fähigkeit zum Fixieren bewegter Blickziele, die mit den Händen gefangen werden sollen, gefördert.

52. Worin besteht die Langzeitbehandlung nach akuter Funktionseinschränkung eines Gleichgewichtsapparates?

Ziel der Langzeitbehandlung bei einer Funktionseinschränkung eines Gleichgewichtsapparates ist es, eine möglichst komplette Kompensation zu erreichen. Dazu dienen Übungen verschiedener Art, die unter dem Namen Habituationstraining (Training gegen Schwindel) zusammengefasst werden. Die Grundidee ist, durch Wiederholung bestimmter Bewegungsabläufe eine Leistungsverbesserung durch Gewöhnung zu erzielen. Dass das Gleichgewichtssystem dazu fähig ist, belegt die uralte menschliche Erfahrung, dass Seekrankheit im Allgemeinen dann nicht mehr auftritt, wenn man sich den Reizen einer Schifffahrt nur lange genug ausgesetzt hat.

53. Wie werden die Fixationsübungen durchgeführt?

Ziel der Fixationsübungen ist es, auch bei schnellen Kopfbewegungen eine adäquate Blickfixation zu erreichen, beziehungsweise Blickziele mit den Augen zu stabilisieren.

Der Patient soll sich, auf einem Drehstuhl (zum Beispiel einem Bürostuhl oder einem Klavierstuhl) sitzend, in langsame Drehungen versetzen und dabei einen in etwa 120 cm Entfernung liegenden Punkt, am einfachsten eine Türklinke, fixieren. Durch Drehen des Kopfes ist es möglich, den Punkt lange zu fixieren, zwangsläufig verschwindet er aber irgendwann aus dem Gesichtsfeld. Dann muss das Blickziel mit einer ruckartigen Kopfbewegung in der Drehrichtung wieder mit den Augen eingefangen werden.

Die komplette Übung umfasst 10 Drehungen im Uhrzeigersinn und 10 Drehungen entgegen dem Uhrzeigersinn.

Bei dieser Übung wird zum einen der Gleichgewichtsapparat selbst extrem stimuliert, vor allem während der ruckartigen Kopfbewegungen, zum anderen die Blickfixation gefördert, die kleine Ungleichgewichte im Gleichgewichtssystem unterdrücken kann, und schließlich werden auch die Fühlorgane in der Halswirbelsäule aktiviert, die, wenn auch in geringerem Maße, zur Orientierung und Blickstabilisierung beitragen (s. Übungen Seite 142/143).

54. Wie werden die Blickfolgebewegungen trainiert?

Mit dieser Übung sollen einerseits die vom Auge allein erbrachten Blickfolgebewegungen und andererseits die vom Auge und Gleichgewichtsorgan gemeinsam erbrachten Leistungen bei der Fixierung sich bewegender Blickziele trainiert werden.

Dazu wird ein Pendel, leicht herzustellen mit einem Bindfaden und einem Gewicht (z.B. einem Schlüssel) so aufgehängt, dass es frei schwingen kann. Zu Beginn des ersten Übungsteils wird das Pendel ausgelenkt und losgelassen. Der Patient, in etwa 30 cm Abstand davor sitzend, soll zunächst nur mit den Augen, also mit unbewegtem Kopf, dem schwingenden Pendel folgen. Nach 10 Schwingungen wird das Pendel erneut ausgelenkt und nun während der nächsten 10 Schwingungen mit Kopf und Auge zusammen verfolgt.

Diese Übung dient dazu, die Leistungen des Auges bei der Aufgabe, sich bewegenden Blickzielen zu folgen, zu steigern. Es handelt sich um eine der Hauptleistungen des Blickfolgesystems, an denen das Gleichgewichtsorgan beteiligt ist (s. Übungen Seite 142/143).

55.   Wie werden die schnellen Augenfolgebewegungen trainiert?

Führt man Blickziele mit hoher Geschwindigkeit vor dem Auge vorbei, treten bei Gesunden, aber auch bei den meisten Patienten, die an einer Schwindelerkrankung leiden, Augenrucke auf, die von der Form her ein Nystagmus sind. Da sich diese Reaktion (optokinetisch ausgelöster Nystagmus, s. Frage 33 in typischer Weise bei Zugreisenden beobachten lässt, trägt sie auch den Namen „Eisenbahn-Nystagmus".

Aus Forschungsergebnissen, die in den letzten 30 Jahren gewonnen worden sind, weiß man, dass die Reflexbahn dieser Reaktion über das Gleichgewichtszentrum im Hirnstamm läuft (Vestibulariskerne). Wenn man diese Reaktion auslöst, gewinnt man also einen Zugang zu den Zentren, in denen sich auch die Erholungsvorgänge bei Schäden des Gleichgewichtssystems abspielen.

Zur Durchführung dieser Übung benötigt man einen Wasserball, der ein Streifen- oder Figurenmuster tragen muss, keinesfalls einfarbig sein darf. Wird der Wasserball in circa 30 cm Abstand vor dem Patienten aufgehängt und in langsame Drehungen versetzt, treten reflektorisch die gewünschten Reaktionen, also die Augenrucke, auf. Der Ball wird in dieser Übung 10 Sekunden lang rechts herum und 10 Sekunden lang links herum gedreht (s. Übungen Seite 142/143).

56. Wie wird das Sakkadentraining durchgeführt?

Eine der Hauptaufgaben des Gleichgewichtssystems ist das schnelle Erkennen eines Blickziels bei Kopfbewegungen. Bei vielen Störungen der Gleichgewichtsorgane, vor allem auch im Rahmen von Alterungsprozessen, ist diese Funktion gestört. Mithilfe des Videokopfimpulstests (s. Frage 26) lassen sich Beeinträchtigungen genau feststellen.

Daraus leitet sich die Notwendigkeit ab, eine eingeschränkte Funktion durch gezielte Übungen zu verbessern. Dazu stellt oder setzt sich der Patient in eine Zimmerecke und sucht sich in Augenhöhe in etwa 30 cm Entfernung rechts und 30 cm links Blickziele (Bilder, Kalender oder Ähnliches). Mit einem Blickziel beginnend, wird dann nach einer Betrachtungszeit von etwa 10 Sekunden eine ruckartige Kopfbewegung zur anderen Seite durchgeführt, das neue Blickziel 10 Sekunden lang fixiert, um dann wieder mit einer schnellen Kopfbewegung zur Gegenseite zu blicken. Diese Übung soll 20-mal hintereinander mehrfach am Tag durchgeführt werden.

57. Wie wird das motorische Lernen durchgeführt?

Mit den Übungen zum motorischen Lernen ist beabsichtigt, die Muskelreaktionen beim Stehen, die normalerweise unbewusst ablaufen, in das Bewusstsein zu holen. Voraussetzung dafür ist, dass man beim ruhigen Stehen eine kleine Erschwernis einführt. Sie lässt sich am einfachsten dadurch erreichen, dass man in den Zehenspitzenstand oder Hackenstand geht. Als Hilfsmittel dient eine Kipp-Platte mit einer Fläche von 40 x 60 cm bei einer Achsenhöhe von etwa 4 cm. Besteht keine Möglichkeit, eine solche Platte anzufertigen, lässt sich derselbe Effekt auch mit einem zur

Rolle gedrehten Handtuch als Achse und einer einfachen Holz-platte erreichen.

Für die praktische Durchführung ist es wichtig, darauf zu achten, dass jede Position solange beibehalten wird, bis die an der Aufrechterhaltung des Gleichgewichts beteiligten Muskelgrup-pen bewusst gespürt werden. Meist macht sich dies als Ziehen oder als Spannungsgefühl bemerkbar. Jede Position, also Zehen-spitzenstand, Hackenstand sowie der Rechts- und Linksseiten-stand, soll 10-mal eingenommen werden.

Noch einmal sei hervorgehoben, dass es nicht darum geht, das Kipp-Brett in der Horizontalen zu halten, sondern darum, in jeder Kipp-Position, unter Umständen sogar abgestützt, ruhig zu stehen (s. Übungen Seite 142/143).

58. Bei welchen Erkrankungen kommt es zu Funktionseinschränkungen des Sacculus?

Bei einigen Erkrankungen des Innenohres ist der Sacculus in den Krankheitsprozess mit einbezogen, es gibt aber auch iso-lierte Erkrankungen des Sacculus und seines Nervs. Dabei ist zu berücksichtigen, dass der Sacculus seine Meldungen über den un-teren Teil des Gleichgewichtsnervs zu den Hirnzentren schickt.

Bei der Menièreschen Erkrankung können Funktions-einbußen auftreten, die sich als abgeschwächte oder fehlende Reflexantworten in den zervikalen vestibulär evozierten myoge-nen Potenzialen bemerkbar machen (s. Frage 38). Als Ausdruck eines endolymphatischen Hydrops (s. Frage 73) können aber auch überhöhte Reizantworten vorkommen.

Interessant ist, dass es seit der Einführung der vestibu-lär evozierten myogenen Potenziale in die klinische Diagnostik möglich ist, sogar isolierte Erkrankungen des unteren Gleichge-wichtsnervs zu entdecken (Neuropathia vestibularis des unteren Astes des Vestibularnervs).

Gutartige Tumoren des Gleichgewichtsnervs (Vestibularis-schwannom, s. Frage 109) können sehr früh, wenn sie noch klein sind und nur den unteren Ast des Nervs betreffen, erkannt werden, da die Informationsweiterleitung vom Sacculus durch den Nerv eingeschränkt ist.

Nicht zuletzt werden mit dieser Methode verletzungsbedingte Sacculusschäden diagnostiziert. Daher empfiehlt es sich, bei gutachterlichen Fragestellungen auch eine Funktionsprüfung des Sacculus durch Ableitung der vestibulär evozierten Potenziale durchzuführen.

59. Wie behandelt man eine Störung des Sacculus?

Wenn eine Störung des Sacculus (s. Frage 38) oder seines Nervs durch Ableitung der vestibulär evozierten Potenziale festgestellt worden ist, stellt sich die Frage einer gezielten Behandlung.

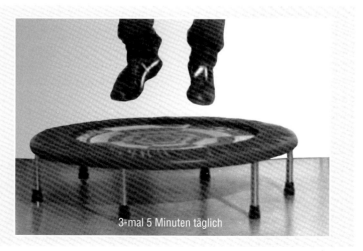

Trampolinspringen als Training für die Sacculus-Funktion.

Wie für andere Formen von Störungen des Gleichgewichtsapparates wird versucht, mit einer Übungsbehandlung eine Erholung durch Gewöhnung zu erreichen.

Da der Sacculus der Teil des Gleichgewichtsorgans ist, der
für vertikale Bewegungserkennung zuständig ist, werden Stimu-
lationen in vertikaler Richtung empfohlen. Dies geschieht am
besten mit Trampolinspringen, dreimal täglich 5 Minuten. Dabei
geht es nicht um die Höhe der Sprünge, sondern einzig um einen
spezifischen Stimulus für die vertikale Richtung. Wer kein Tram-
polin zur Verfügung hat, kann auch eine gut federnde Matratze
als Sprungunterlage benutzen. In jedem Fall ist darauf zu achten, dass man sich während des Springens gut festhält. Wie bei
anderen Übungsbehandlungen auch tritt nach einer kurzen, vorübergehenden Verschlechterung (wenige Tage) nach etwa vier
Wochen der positive Effekt ein.

60.   Was versteht man unter Biofeedback?

Biofeedback ist eine Methode, mit der Körpervorgänge, die
den Sinnesorganen normalerweise nicht zugänglich sind, über
elektronische oder elektrische Messverfahren sichtbar, hörbar
oder fühlbar gemacht werden und damit ins Bewusstsein gebracht werden können. Beispielsweise lässt sich mit dem EKG
(Elektrokardiogramm) der Herzrhythmus messen und die elektrischen Impulse über einen Lautsprecher hörbar machen.

61.   Wie lässt sich visuelles Biofeedback in der Behandlung von Schwindelerkrankungen einsetzen?

Beim visuellen Biofeedback wird der Körperkraftschwerpunkt über eine Messplattform erfasst (Posturografie, s. Frage
41) und auf einem Bildschirm dem Patienten dargestellt. Er sieht
dann die von ihm hervorgebrachten Auslenkungen als Leuchtlinie. Er kann seine Gleichgewichtsregulation verbessern, indem er

versucht, kleinere Körperschwankungen, kleinere Auslenkungen der Linien herbeizuführen.

62. Worauf muss bei der Durchführung der Trainingsbehandlung geachtet werden?

Wichtig ist, dass vom Arzt entschieden wird, ob ein Patient für eine Trainingsbehandlung geeignet ist. Außerdem muss dem Patienten erklärt werden, warum eine solche Behandlung für ihn Erfolg versprechend ist.

In der ersten Phase der Behandlung soll das Trainingsprogramm mindestens einmal täglich durchgeführt werden. Nach etwa 4–6 Wochen kann beurteilt werden, ob die Behandlung zum Erfolg geführt hat oder nicht. Wenn die Beschwerden völlig verschwunden oder eindeutig gebessert sind, kann die Behandlung auf ein- bis zweimal in der Woche reduziert werden. Es ist abzuraten, mit der Übungsbehandlung völlig aufzuhören, denn der antrainierte Effekt könnte verloren gehen.

Der Patient muss darauf vorbereitet sein, dass es am 4. oder 5. Tag der Anwendung zu einer vorübergehenden Verschlechterung seiner Beschwerden kommen kann, die jedoch niemals bestehen bleibt. Diese Reaktion zeigt vielmehr an, dass der Organismus auf die Reize des Trainingsprogramms reagiert. Schließlich muss der Patient wissen, dass dämpfende Medikamente wie Schlaftabletten dem Trainingserfolg entgegenstehen, genauso wie große Mengen Alkohol.

63. Lässt sich der Erfolg der Übungsbehandlung durch Medikamente unterstützen oder verbessern?

Medikamente, die spezifisch das Gleichgewichtstraining fördern, gibt es nicht. Vielmehr handelt es sich um Medikamente, die ganz allgemein den Hirnstoffwechsel und damit auch Hirnfunktionen fördern. Für den Ginkgo-biloba-Spezialextrakt (EGb 761®)

ist sowohl klinisch wie auch experimentell nachgewiesen, dass er die natürlichen Erholungsvorgänge im Gleichgewichtssystem beschleunigt und fördert.

Keinesfalls sollten dämpfende Medikamente in der Langzeitbehandlung oder im Zusammenhang mit einer Übungsbehandlung eingesetzt werden. Es ist bekannt, dass solche Medikamente die Kompensationsvorgänge negativ beeinflussen.

Auch bei sogenannten durchblutungsfördernden Substanzen muss berücksichtigt werden, dass sie manchmal auch dämpfende Nebenwirkungen aufweisen. Dies geht im Allgemeinen aus dem Beipackzettel der Medikamente hervor.

64. Welche Begleitmaßnahmen sind zur Unterstützung des Gleichgewichtstrainings sinnvoll?

Die an sich schon sehr guten Erfolge eines gezielten Gleichgewichtstrainings lassen sich noch durch Begleitmaßnahmen unterstützen und fördern. Dazu zählen zusätzliche Bewegungsübungen, also Gymnastik und auch Tanzübungen, aber auch Sportarten, die das Gleichgewichtsorgan fordern. Für die bessere Bewältigung des Schwindelerlebens sind Entspannungsübungen einerseits und auch psychologische Beratungen andererseits vernünftig.

Wichtig ist die Motivation für das Gleichgewichtstraining. Vor allem muss auf die Notwendigkeit einer Aktivierung der Körperfunktionen hingewiesen werden. Übertriebene Schonung und Empfehlungen zur Ruhe sind falsch.

Funktionsverlust beider Gleichgewichtsorgane

65. Wie macht sich ein beidseitiger Verlust des Gleichgewichtsorgans bemerkbar?

Beidseitige Funktionseinschränkungen des Gleichgewichtsorgans sind im Vergleich zu einseitigen Störungen sehr selten. Während sich die einseitige Schädigung durch richtungsbestimmte Symptome, wie Drehschwindel oder Seitabweichungen, und mit einem Nystagmus bemerkbar machen, weist eine beidseitige Störung nur ungerichtete Symptome auf. Spontane Augenrucke (Nystagmen) bestehen nicht.

Der Patient merkt eine allgemeine Unsicherheit des Körpergleichgewichts, die dazu führt, dass er auffallend breitbeinig steht und läuft. Als besonders unangenehm wird die Beeinträchtigung der schnellen Blickeinstellung bei Kopfbewegungen empfunden. Hebt beispielsweise ein Patient, der an einem beidseitigen Verlust des Gleichgewichtsorgans leidet, den Kopf, um ein Straßenschild zu lesen, dann erscheint zunächst die Schrift verschwommen, bis es den Augen allein gelingt, das Blickziel scharf zu fixieren.

66. Wie wird eine beidseitige Funktionsbeeinträchtigung des Gleichgewichtsorgans diagnostiziert?

Neben der typischen Beschwerdeschilderung kann der Arzt mit einfachen Tests die Diagnose einer beidseitigen Funktionsstörung des Gleichgewichtsorgans stellen.

Mit dem Kopfimpulstest (s. Frage 24 ff.) ist es möglich, das beidseitige Defizit im Blickeinstellreflex festzustellen. Das gleiche lässt sich auch erkennen, wenn man dem Patienten eine Lupenbrille aufsetzt und den Kopf langsam hin und her dreht. Während der Gesunde typische Augenrucke produziert, fehlt diese Funktion bei einer beidseitigen Störung des Gleichgewichtsorgans. Hervorzuheben ist, dass spontane Augenrucke (Spontannystagmen) nicht auftreten. Führt man eine thermische Reizung mit einer Warmspülung (s. Frage 33) durch, dann sind beidseits keine Reaktionen auslösbar.

Schließlich kann man im Stehversuch und im Tretversuch, wenn sie mit geschlossenen Augen durchgeführt werden, beobachten, dass eine ungerichtete Unsicherheit der Körperhaltung besteht.

67.   Wie behandelt man ein beidseitiges Defizit des Gleichgewichtsorgans?

Da eine Kompensation einer beidseitigen Funktionsminderung durch Rückgriff auf eine Restfunktion des Gleichgewichtsorgans praktisch ausgeschlossen ist, stehen nur die Kooperationspartner des Gleichgewichtsorgans, also die Augen und die Körpereigenfühler, als Ersatz zur Verfügung.

Durch bestimmte Übungen, die zur Kompensationsförderung bei einseiten Störungen angewandt werden (s. Frage 50 ff.), lassen sich diese Ersatzsysteme zwar aktivieren, dennoch sind die Erfolge deutlich schlechter als bei einseitigen Schädigungen. Dieser Befund zeigt, dass sich zwar verschiedene Sinnessysteme bei der Erfüllung gemeinsamer Funktionen überlappen, sie aber nicht einfach austauschbar sind.

Zu den Behandlungsmöglichkeiten zählen auch Biofeedbackmaßnahmen (s. Frage 60, 61), bei denen Körperhaltungs- und Körperbewegungssignale visuell oder über akustische und vibratorische Reize so angeboten werden, dass der Patient lernt, darauf zu reagieren.

68. Gibt es Implantate für den Verlust der Gleichgewichtsorgane?

Bekanntlich kann bei einem Verlust der Hörorgane (Cochlea) ein Ersatz durch die Implantation von Elektroden an den Hörnerven geschaffen werden.

Das Hörsignal wird durch ein spezielles Gerät, einen Sprachprozessor, in elektrische Signale umgewandelt und diese werden direkt an den Hörnerven gebracht. Es handelt sich um ein heute standardisiertes Verfahren mit sehr guten Erfolgen.

Die Überlegung, Ähnliches bei einem Ausfall beider Gleichgewichtsorgane zu schaffen, liegt nahe. Dazu müssen die Kopfbewegungen von einem Sensor erfasst werden, in elektrische Signale umgewandelt und direkt an den Gleichgewichtsnerven gebracht werden. Tatsächlich gibt es erste Ansätze, Patienten, bei denen keine periphere Gleichgewichtsfunktion mehr besteht, auf diese Weise zu behandeln. Die ersten Ergebnisse sind gut, die Methode ist gegenwärtig aber noch nicht für die Routine geeignet.

Menièresche Erkrankung

69. Was versteht man unter der Menièreschen Krankheit?

Die Menièresche Krankheit ist charakterisiert durch das anfallsweise Auftreten von Schwindel, meist ein Drehschwindel mit einer Dauer von Minuten bis Stunden, einer einseitigen Schwerhörigkeit und Ohrgeräuschen (Tinnitus) auf derselben Seite. Meist ist auch noch ein Druckgefühl auf dem befallenen Ohr vorhanden.

Die Stärke der einzelnen Krankheitszeichen ist von Patient zu Patient verschieden. Steht bei manchen das Schwindelerleben im Vordergrund, ist es bei anderen der Hörverlust, wieder andere leiden am stärksten unter dem sich im Anfall verstärkenden Ohrgeräusch.

Das Hauptcharakteristikum der Menièreschen Krankheit ist die Dauer der Anfälle. Sie halten Minuten bis Stunden an, dauern aber nie länger als einen Tag. Eine Ausnahme kann es beim ersten Anfall geben.

70. Wie ist die Menièresche Krankheit zu ihrem Namen gekommen?

1861 hatte erstmals Prosper Menière in Paris das Zusammentreffen von Schwindelanfällen, einseitiger Schwerhörigkeit und Ohrgeräuschen auf demselben Ohr als Einheit beschrieben und den Sitz dieser Krankheitsursache im Innenohr vermutet. Einige Jahrzehnte später hat ein anderer Franzose, Duplay, dieser Kombination von Krankheitszeichen den Namen Menièresche Krankheit gegeben.

71. Wie häufig tritt die Menièresche Krankheit auf und wie verteilt sie sich nach Geschlecht und Alter?

Die Angaben über die Häufigkeit schwanken in verschiedenen Ländern. Sie liegen in einem Bereich von 4/100 000 Einwohnern bis zu 160/100 000 Einwohnern.

Eine eindeutige Geschlechtsbevorzugung gibt es nicht. Frauen sind wohl etwas häufiger betroffen als Männer.

Die Altersverteilung der Menièreschen Erkrankung zeigt einen Gipfel im Alter zwischen 30 und 40 Jahren. Kinder erkranken im Allgemeinen nicht an diesem Krankheitsbild. Im höheren Lebensalter lässt die Häufigkeit nach.

Auffallend ist, dass in einem nicht unbeträchtlichen Prozentsatz die Menièresche Krankheit beidseitig auftritt. Sie beginnt zunächst einseitig und erst nach einigen Jahren machen sich auch Symptome auf der Gegenseite bemerkbar. Nach den Erfahrungen mancher Ärzte kann die Erkrankung in bis zu 30 % beide Seiten erfassen.

72. Wie macht sich die Menièresche Krankheit am Anfang bemerkbar?

Der Krankheitsbeginn verläuft sehr unterschiedlich und macht die Diagnosestellung im Frühstadium sehr schwierig.

Die Menièresche Krankheit kann mit einem plötzlichen Hörverlust, einem Hörsturz, beginnen, aber auch mit einem Schwindelanfall ohne Zeichen einer Beteiligung des Hörorgans. Nur in etwa 20 % ist von Anfang an die typische Trias, nämlich das gemeinsame Auftreten von Schwindel, Hörverlust und Ohrgeräusch vollständig vorhanden. Das komplette Krankheitsbild entwickelt sich erst im Verlauf von einigen Jahren. Daher ist anfangs die Diagnosestellung erschwert, während sie später leichter wird.

73. Worin besteht die eigentliche Ursache der Menièreschen Krankheit?

Eine als erwiesen anzusehende Vorstellung über die Ursache der Menièreschen Krankheit gibt es noch nicht. Nach der heute gültigen Auffassung ist die Entstehung der Menièreschen Krankheit auf einen komplizierten immunologischen Prozess zurückzuführen.

Ausgangspunkt ist eine exogene Ursache, meist wohl eine Virusinfektion, die zu einer immunologischen, einer entzündlichen Reaktion im Innenohr führt. Diese Vorgänge bewirken letztlich eine Umwandlung an der Wand des endolymphatischen Sackes, eben jener Struktur, die für die Wiederaufnahme der Innenohrflüssigkeit (Endolymphe) verantwortlich ist. Ist dieser Mechanismus gestört, wird weniger Innenohrflüssigkeit aufgenommen, obwohl die Produktion der Innenohrflüssigkeit unvermindert anhält. Die Folge ist ein relativer Überschuss, der schließlich zu einer Erhöhung des Innenohrdruckes führt, dem sogenannten Endolymphhydrops.

Dieser endolymphatische Hydrops ist bei verstorbenen Patienten, die an der Menièreschen Erkrankung gelitten hatten, nachgewiesen und wird seit 1938 als die anatomische Entsprechung dieser Krankheit angesehen. Der endolymphatische Hydrops lässt sich bei manchen Tierarten sogar experimentell erzeugen. Daraus konnte das heute gültige Konzept für die Krankheitsentstehung entwickelt werden.

74. Wie ist der natürliche Verlauf der Menièreschen Erkrankung?

Auch wenn der Verlauf der Menièreschen Erkrankung keinen strengen Regeln folgt, so gibt es doch einige charakteristische Abläufe.

Ganz typisch sind zunächst einmal der anfallsartige Verlauf der Erkrankung und die Dauer der Anfälle von Minuten bis

Stunden. Am Beginn der Erkrankung ist selten das Vollbild mit Schwindel, Schwerhörigkeit, Ohrgeräuschen und Ohrdruck komplett vorhanden, in den meisten Fällen steht am Anfang nur ein einziges Symptom. So wird zu diesem frühen Zeitpunkt die Menièresche Krankheit für einen Hörsturz gehalten oder für eine einseitige Funktionseinschränkung des Gleichgewichtsapparates (Vestibularapparat). Etwa nach Ablauf eines Jahres findet sich aber bei 90 % der Menièrekranken das Vollbild der Beschwerden.

Während sich in der Frühphase der Erkrankung die Beschwerden noch vollständig zurückbilden, bleiben nach einigen Jahren bestimmte Defizite erhalten. Dies äußert sich als ein dauerhaft vorhandener Tinnitus mit unterschiedlicher Intensität, eine im Verlaufe von Jahren langsam zunehmende Schwerhörigkeit und als ein Verlust der Gleichgewichtsfunktion. Der Abstand der Anfälle und ihre Intensität wechseln sehr stark und sind individuell nicht voraussagbar.

In zahlreichen Fällen, aber leider nicht in allen, beruhigt sich nach etwa 8–10 Jahren die Menièresche Krankheit. Man sagt, sie ist ausgebrannt. Damit will man ausdrücken, dass keine Anfälle mehr auftreten. Es verbleibt aber ein Innenohr mit starken funktionellen Defiziten.

In einem nicht geringen Prozentsatz, manche Autoren sprechen von bis zu 30 %, tritt die Menièresche Krankheit beidseitig auf, allerdings zeitlich versetzt. Eine sichere Prophylaxe (Vorbeugung) gegen diese Entwicklung gibt es nicht.

75. Wie ist der Langzeitverlauf der Menièreschen Erkrankung?

Die der Menièreschen Erkrankung zugrunde liegenden Veränderungen im Innenohr sind nicht umkehrbar. Daher ist mit langen Verläufen dieser Krankheit zu rechnen. In den meisten Fällen kommt es aber zu einem Stillstand der Symptomatik, der sich jedoch für den Einzelfall nicht voraussagen lässt. Typisch ist, dass die Schwindelanfälle nach etwa 8–10 Jahren aufhören, eine Funktionseinschränkung des Gleichgewichtsorgans auf der betroffenen Seite aber verbleibt. Sie wird allerdings fast immer zentral ausgeglichen. Die Schwerhörigkeit pendelt sich auf einem über alle Tonhöhen gleichen, stabilen Niveau ein. Der Hörverlust ist meist so erheblich, dass eine Versorgung mit Hörgeräten nötig ist. Nur in ganz seltenen Fällen schreitet die Hörminderung bis zu einer Taubheit hin fort. Die Ohrgeräusche können bestehen bleiben, während der Ohrdruck im Allgemeinen verschwindet.

Trotz weiterhin vorhandener Funktionseinbußen wird das Aufhören der Schwindelanfälle im Spätstadium der Menièreschen Erkrankung vom Patienten als große Erleichterung empfunden.

76. Wie wird die Menièresche Krankheit diagnostiziert?

Das Hauptproblem bei der Diagnostik der Menièreschen Erkrankung besteht darin, dass es keine beweisende Untersuchung gibt. Diese Erkenntnis berücksichtigt eine von mehreren wissenschaftlichen Fachgesellschaften vorgeschlagene Einteilung, die heute weltweit akzeptiert und angewandt wird. Sie richtet sich nach Wahrscheinlichkeitsgraden.

Obwohl man also die Menièresche Krankheit zu Lebzeiten nicht nachweisen kann, lässt sich doch unter Anwendung klarer Kriterien eine „sichere Menièresche Erkrankung" diagnostizieren.

Bemerkenswert ist, dass nur ein einziges „objektives Kriterium" benötigt wird, nämlich die Prüfung des Tongehörs (Tonschwellenaudiogramm). Die anderen Kriterien stammen aus der genauen Beschwerdeschilderung.

Eine sichere Menièresche Erkrankung wird angenommen, wenn wenigstens einmal bei der Prüfung des Tongehörs ein Hörverlust nachgewiesen worden ist, mindestens zwei Schwindelan-

fälle mit einer Dauer von mehreren Minuten bis zu Stunden auf-
getreten sind sowie Ohrgeräusche und/oder Ohrdruck bemerkt
werden. Zu berücksichtigen ist, dass andere Krankheitsbilder wie
etwa eine Geschwulst am Gleichgewichtsnerv ausgeschlossen
sein sollten.

77. Welche Schwindelarten können bei der Menièreschen Krankheit auftreten?

Die Art des Schwindels bei der Menièreschen Krankheit
hängt davon ab, wo der Innenohrüberdruck, der Endolymphhydrops, besonders ausgeprägt ist. Da meist einer der Bogengänge, in denen die Sensoren für Drehbeschleunigungen liegen, betroffen ist, äußert sich der Schwindel im Menièreschen Anfall am
häufigsten als Drehschwindel.

Hat sich der Endolymphhydrops im Bereich des Ohrstein-
chenorgans (Otolithenapparat) gebildet, so treten geradlinige
Scheinbewegungen auf. So meint der Patient, in sich zusammen-
zusinken („drop attacks", Tumarkinsche Otolithenkrise).

In jedem Fall äußert sich der Schwindel bei der Menièreschen Erkrankung als systematischer Schwindel, er geht mit
Scheinbewegungen einher.

78. Wie lange dauert der typische Schwindelanfall der Menièreschen Krankheit?

Der typische Menière-Anfall dauert Minuten bis Stunden,
nur der erste Anfall kann länger als einen Tag anhalten.

Dieses Kriterium ist für die Diagnosestellung der Menièreschen Erkrankung ein sehr zuverlässiger Parameter. Bestehen
Schwindelattacken nur sekundenlang oder über mehrere Tage, so
sind sie nicht der Menièreschen Krankheit zuzuordnen.

79.   Gibt es einen Befund in der Gleichgewichtsprüfung, der für die Menièresche Krankheit beweisend ist?

Nein. Grundsätzlich können alle denkbaren Befundkonstellationen vorkommen.

Im Anfall, wenn sich der Innenohrüberdruck entlädt, kommt es durch die Vermischung der Innenohrflüssigkeiten zu einer überstarken Erregung der Sinneszellen der Gleichgewichtsempfindung. Dies wird sichtbar in krankhaften Augenrucken (Nystagmen), deren schnelle Schlagrichtung in das kranke Ohr zeigt (Reiznystagmus). Nach Abklingen der akuten Phase kann die Richtung der Augenrucke umschlagen, sie zeigt in das gesunde Ohr (Ausfallnystagmus).

Im Frühstadium der Erkrankung tritt nach dem Anfall meist eine vollständige Erholung der Schädigung ein, damit auch ein vollständiges Verschwinden der Beschwerden und der objektiven Krankheitszeichen. So findet man schon kurz nach dem Anfall im beschwerdefreien Intervall weder spontane, krankhafte Augenrucke (Nystagmen) noch Zeichen einer einseitigen Irritation oder Unterfunktion. Erst im späteren Verlauf der Erkrankung verbleiben Zeichen einer Funktionsbeeinträchtigung auf der Seite der Erkrankung.

Die Körpergleichgewichtsprüfungen zeigen meist in der Akutphase Unsicherheiten beim Stehversuch (nach Romberg) oder im Tretversuch (Unterberger Tretversuch), manchmal auch gerichtete Abweichungen nach einer Seite (s. Frage 37). In der Zeit zwischen den Anfällen sind Körperhaltung und Körperbewegungen unauffällig.

80.   Gibt es eine für die Menièresche Erkrankung typische Schwerhörigkeit?

Die typische Schwerhörigkeit bei der Menièreschen Erkrankung ist eine Innenohrschwerhörigkeit, gekennzeichnet durch einen Schaden an den äußeren Haarzellen der Hörschnecke. Bevorzugt sind die tiefen Frequenzen (Tieftonbereich) betroffen. Entscheidend ist, dass die Schwerhörigkeit als Innenohrschwerhörigkeit identifiziert wird. In der großen Mehrzahl findet man zwar eine Tieftonschwerhörigkeit, ohne dass dieser Befund als beweisend für das Vorliegen einer Menièreschen Krankheit zu werten ist. Während der Hörverlust nach den ersten Anfällen völlig verschwinden kann, bleibt nach mehreren Anfällen ein Hörverlust bestehen. Das Fortschreiten der Erkrankung kann die Schwerhörigkeit weiter verschlechtern, in seltenen Fällen kann es sogar zur Ertaubung kommen.

Die Aufgabe der Hörprüfungen in der Diagnostik der Menièreschen Erkrankung ist es, den Nachweis einer Innenohrschwerhörigkeit zu erbringen und das Ausmaß der Schwerhörigkeit zu erfassen. Eine weitere Aufgabe ist es, andere Schwerhörigkeitstypen, die nicht für die Menièresche Krankheit charakteristisch sind, abzugrenzen.

81. Welche Hörprüfungen werden in der Diagnostik der Menièreschen Erkrankung eingesetzt?

Das Ziel der Hördiagnostik bei der Menièreschen Erkrankung ist es, eine Innenohrstörung nachzuweisen.

Neben Siebtests wie der Hörweitenbestimmung und der Stimmgabelversuche steht das Tonschwellenaudiogramm im Vordergrund der Diagnostik. Dabei werden Töne, die nach ihrer Höhe und ihrer Lautstärke exakt definiert sind, dem Ohr über einen Kopfhörer oder einen Knochenleitungshörer angeboten. Aus dem unhörbaren Bereich kommend wird die Lautstärke so gesteigert, bis der Patient für jede Tonhöhe angibt, ab wann der erste Höreindruck zustande kommt. Mit diesem Verfahren ist es möglich festzustellen, ob die Ursache im Mittelohr oder in dahinter gelegenen Strukturen wie im Innenohr, am Hörnerv oder in den Hörzentren liegt. Die Festlegung auf das Innenohr als Ort der Störung muss dann mit anderen Hörprüfmethoden erfolgen.

Die Prüfung des Sprachgehörs dient der Feststellung, wie stark sich die Schwerhörigkeit auf das Verstehen auswirkt.

Eine moderne Methode, die Funktion der Innenohrhaarzellen, genau gesagt der äußeren, zu messen, stellt die Ableitung akustischer Echos aus dem Innenohr dar (otoakustische Emissionen = OAE). Beim Hörvorgang werden nämlich auch Mechanismen in Gang gesetzt, die zu einer Aussendung von Schallenergie führen. Diese äußerst kleinen Schallenergiemengen lassen sich mit empfindlichen Mikrofonen auffangen. Da diese Echobildung an die Funktion intakter äußerer Haarzellen gebunden ist, erhält man mit dieser Methode eine Information über ihren Funktionszustand. Bei der Menièreschen Krankheit, deren Schädigung ja im Innenohr lokalisiert ist, lassen sich otoakustische Emissionen wie auch bei anderen Innenohrstörungen ab einer bestimmten Ausprägung des Haarzellschadens nicht mehr ableiten. Es gibt sogar Fälle, bei denen bei der Tonhörprüfung noch Normalhörigkeit herrscht, die otoakustischen Emissionen die Haarzellschädigung aber schon anzeigen.

Mit der Elektrocochleografie steht eine Methode zur Verfügung, mit der es möglich ist, die in der Hörschnecke (Cochlea) durch Hörreizung erzeugten Spannungsunterschiede (Potenziale) über eine feine Elektrode abzuleiten und auszuwerten. Die verschiedenen Komponenten dieses Potenzials zeigen quantitativ ein unterschiedliches Verhältnis zueinander. Beim Endolymphhydrops kommt es zu einer sehr charakteristischen Veränderung der Potenzialkomponenten. Beim Nachweis eines solchen Unterschiedes kann also auf einen Endolymphhydrops zurückgeschlossen werden. Leider gelingt der Umkehrschluss nicht. Das heißt, wenn diese Veränderungen nicht zu finden sind, kann der Betreffende dennoch an einer Menièreschen Krankheit leiden.

(s. auch K.-F. Hamann u. K. Hamann: Schwerhörigkeit und Hörgeräte, Zuckschwerdt Verlag, www.zuckschwerdtverlag.de)

82. Gibt es eine Nachweismethode für das Vorliegen der Menièreschen Erkrankung?

Die Diagnosestellung stützt sich vor allem auf die Krankheitsgeschichte, die eben für die Menièresche Krankheit sehr typisch ist. In manchen Fällen gelingt es, den Innenohrüberdruck, den endolymphatischen Hydrops, nachzuweisen. Durch die Ableitungen von Antworten auf bestimmte akustische Reize mit Elektroden an der Hörschnecke (s. Frage 81) ist es möglich, Änderungen der Spannungszustände (Potenziale) zu erfassen. Allerdings kann nur aus einem positiven Ausfall dieses Tests gefolgert werden, dass ein endolymphatischer Hydrops zurzeit vorliegt. Aus dem negativen Ausfall des Tests darf nicht geschlossen werden, dass keine Menièresche Erkrankung besteht. Der Test besagt dann nur, dass gegenwärtig kein endolymphatischer Hydrops vorhanden ist.

Da ein endgültiger Nachweis für das Vorliegen der Menièreschen Erkrankung eigentlich nur feingeweblich (histologisch) möglich ist, kann man letztlich nur mit hoher Wahrscheinlichkeit eine sichere Diagnose stellen.

83. Lässt sich mit der Kernspintomografie (MRT) eine Menièresche Krankheit nachweisen?

Tatsächlich ist es seit einigen Jahren möglich, mit einer speziellen Technik der Kernspintomografie den endolymphatischen Hydrops, die vermehrte Innenohrflüssigkeit, nachzuweisen. Interessant ist hierbei, dass auch schon ein Hydrops zu erkennen ist, wenn klinisch keine Krankheitszeichen bestehen. Problematisch ist es aber auch, dass sich am Anfang der Erkrankung, wenn sich der Hydrops entladen hat, nicht mit einem Nachweis zu rechnen ist, selbst wenn die Symptome vorhanden sind. Wegen dieser Unsicherheiten ist die Kernspintomografie nicht in die Klassifikation der Menièreschen Krankheit aufgenommen worden.

84.   Gibt es Spontanheilungen bei der Menièreschen Erkrankung?

Der Verlauf der Menièreschen Erkrankung ist von Patient zu Patient sehr verschieden und für den Einzelfall nicht voraussehbar. So können die Intervalle der Anfälle zwischen Tagen und Monaten variieren. In den meisten Fällen kommt es nach mehreren Jahren, der Zeitraum liegt zwischen 8 und 10 Jahren, zu einer Beruhigung des Krankheitsgeschehens. Die Menièresche Krankheit „brennt aus". Leider findet diese Entwicklung nicht zwangsläufig in jedem Fall statt und kann für den Einzelfall nicht vorausgesagt werden. Vielmehr muss in einem nicht unbeträchtlichen Prozentsatz mit einer Erkrankung der Gegenseite gerechnet werden, nach ärztlicher Erfahrung in bis zu 30 %.

85.   Wie erklärt man sich die Entstehung eines Menièreschen Anfalls?

Die bei der Menièreschen Krankheit auftretende Druckerhöhung im Innenohr kann so weit gehen, dass die dünnen Trennwände zwischen den verschiedenen Anteilen des Innenohres einreißen. Dadurch vermischen sich die beiden in ihrer Zusammensetzung unterschiedlichen Innenohrflüssigkeiten mit ihren verschieden hohen Anteilen von Blutsalzen (Ionen). Die Folge ist eine krankhafte Erregung von Sinneszellen, die den Anfall auslöst, sich teils als Tinnitus und teils als Schwindel, teils auch als akuter Hörverlust bemerkbar macht.

In der Frühphase verschließen sich die Einrisse in den Trennwänden im Sinne einer Narbe, die verschiedenen, in ihrer Zusammensetzung unterschiedlichen Innenohrflüssigkeiten trennen sich wieder. Daraus resultieren normale Erregungsverhältnisse. Diese Vorgänge erklären das Abklingen der Anfälle und auch die Tatsache, dass zumindest am Anfang nach den Anfällen völlige Beschwerdefreiheit eintritt. Erst wenn sich die Einrisse in den Trennwänden nicht mehr verschließen, bleiben Funktionsausfälle über die Anfälle hinaus zurück.

86. Wie behandelt man den Menière-Anfall?

Da der Drehschwindel das im Anfall am meisten störende Symptom ist, besteht die therapeutische Aufgabe zunächst darin, das Schwindelgefühl zu unterdrücken. Dies gelingt zuverlässig mit dämpfenden Medikamenten, die wegen eines möglichen Brechreizes nicht über den Speiseweg eingenommen, sondern als Zäpfchen oder sogar mit einer Spritze verabreicht werden sollten. Ein bewährtes Mittel ist Vomex A® (Dramamin); aber auch Valium® (Diazepam) oder Neuroleptika werden mit Erfolg angewandt.

Diese Mittel sollen aber höchstens zwei Tage lang eingesetzt werden, da sie ansonsten die natürlicherweise einsetzenden Erholungsvorgänge (Kompensation) behindern.

87. Welche Behandlungsmöglichkeiten gibt es, wenn die Menièresche Krankheit in der aktiven Phase ist?

Da in der aktiven Phase der Menièreschen Krankheit, die gekennzeichnet ist durch häufige Anfälle in kurzen Abständen, angenommen werden kann, dass immunologisch-entzündliche Vorgänge ablaufen, ist es sinnvoll, entzündungshemmende Medikamente einzusetzen. Am besten ist dazu Kortison geeignet, das in Dosierungen verabreicht wird, bei denen im Allgemeinen keine Nebenwirkungen auftreten. Gleichzeitig werden Präparate zum Schutz der Magenschleimhaut gegeben, um das mögliche Auftreten einer Magenschleimhautreizung zu verhindern.

Da vor allem in der akuten Phase der Innenohrüberdruck stark ausgeprägt ist, empfiehlt sich als einfache Maßnahme der Versuch einer Druckentlastung über ein Paukenhöhlenröhrchen. Dabei wird in einer örtlichen Betäubung ein kleiner Schlitz in das Trommelfell gelegt, in den ein Belüftungsröhrchen eingeführt wird. Das vorhandene Druckgefühl verschwindet schlagartig. Auch für die Schwindelbeschwerden wird oft von Erleichterung berichtet.

88. Welchen Stellenwert hat die Kortisonbehandlung bei der Menièreschen Krankheit?

In Analogie zur Behandlung des plötzlichen Hörverlusts, des Hörsturzes, setzt man auch bei der Menièreschen Erkrankung in der Akutphase Kortison ein. Diese Vorgehensweise wird damit begründet, dass an der Entstehung der Menièreschen Krankheit immunologische Vorgänge beteiligt sind, die sich mit Kortison unterdrücken lassen. Die Anwendung kann in Form von Infusionen, Tabletten oder sogar durch eine Injektion mit einer sehr feinen Kanüle in das Mittelohr erfolgen. Dabei wird angenommen, dass der Wirkstoff Kortison über die Mittelohrfenster in das Innenohr gelangt. Obwohl keine eindeutigen Belege für die Wirksamkeit bis jetzt vorliegen, handelt es sich um eine plausible und vernünftig begründete Behandlung.

89. Welche Möglichkeiten der chirurgischen Behandlung des Schwindels bei der Menièreschen Erkrankung gibt es?

Die meisten chirurgischen Verfahren zur Behandlung der Menièreschen Erkrankung haben das Ziel, das erkrankte Gleichgewichtsorgan auszuschalten. Dies kann durch gezieltes Anlegen einer Fistel im Innenohr, durch mechanische Zerstörung des Gleichgewichtsorganes im Felsenbeinknochen oder mit einer Durchtrennung des Gleichgewichtsnervs erreicht werden. Zu bedenken ist immer, dass die Auswirkungen aller dieser Eingriffe nicht mehr umkehrbar sind. Auch kann eine Gefährdung des Gehörs bei keinem dieser Eingriffe restlos ausgeschlossen werden. Im Fall der Labyrinthausschaltung ist dies sogar eine zwangsläufige Folge.

Eine schonendere Methode ist es, den Innenohrüberdruck zu entlasten. Am einfachsten ist das Einsetzen eines Paukenhöhlenröhrchens. Recht zuverlässig wird damit erreicht, dass das störende Druckgefühl im kranken Ohr oder im Kopf nachlässt. Auch Schwindelbeschwerden und Tinnitus werden oft gebessert.

Eine andere Methode, den Innenohrüberdruck zu mindern, ist die Eröffnung des Innenohres (Vestibulotomie). Bei diesem Eingriff wird an der Grenze vom Mittelohr zum Innenohr, also im Bereich des ovalen Fensters, ein kleines Entlastungsbohrloch angelegt. Allerdings ist dieser Eingriff nicht ganz ohne Risiko für das Gehör.

Ein weiterer Ansatzpunkt zur Druckentlastung besteht darin, den endolymphatischen Sack, also die Struktur, an der die Innenohrflüssigkeit nur ungenügend wieder aufgenommen wird, freizulegen und den Flüssigkeitsüberschuss abzulassen. Allerdings ist dieser Eingriff mit einem, wenn auch geringen Risiko für das Hörvermögen verbunden und führt nicht immer zum gewünschten Erfolg.

Erstaunliche Erfolge werden auch von einer vorübergehenden Anästhesie des Gleichgewichtsapparates berichtet. Mit einer feinen Nadel wird der Wirkstoff, ein zur örtlichen Betäubung verwendetes Medikament, in das Mittelohr eingebracht, von wo es über die Mittelohrfenster in das Innenohr gelangt. Nach einer kurzen, heftigen Schwindelphase berichten viele Patienten, dass sie über lange Zeit ohne Schwindelanfälle bleiben. Bei Bedarf kann die Therapie wiederholt werden. Mit ernsten Nebenwirkungen, insbesondere für das Gehör, ist nicht zu rechnen.

Auf chemischem Wege kann eine Ausschaltung des Gleichgewichtsapparates gleichfalls erreicht werden. Von bestimmten Antibiotika ist bekannt, dass sie die Sinneszellen des Gleichgewichtsapparates zerstören. Bringt man eine solche Substanz, am meisten gebräuchlich ist das Gentamicin, über ein Paukenröhrchen in das Mittelohr, so gelangt dieser Stoff über die Mittelohrfenster ins Innenohr und erreicht die Sinneszellen des Gleichgewichtsapparates. Die Erfolgsquoten sind genauso hoch wie für die chirurgisch durchgeführten Ausschaltungen. Aber auch bei der chemischen Zerstörung des Gleichgewichtsapparates kann das benachbarte Hörorgan, nämlich die Schnecke, in seiner Funktion beeinträchtigt werden.

Obwohl die Zerstörung des Innenohrgleichgewichtsapparates als das letzte Mittel zur Behandlung erscheint, so muss vor einem solchen Eingriff immer bedacht werden, dass die Menièresche Krankheit in einem sehr hohen Prozentsatz (bis zu 30 %) beidseitig auftreten kann, daher zerstörende Verfahren nur zurückhaltend eingesetzt werden dürfen.

90. Gibt es vorbeugende Maßnahmen gegen das Fortschreiten der Menièreschen Krankheit?

Eine sichere Behandlungsmöglichkeit, die Menièresche Krankheit zu stoppen oder ihr Fortschreiten aufzuhalten, gibt es nicht. Sinnvoll erscheint es, mit entwässernden Medikamenten (Diuretika), wie sie auch bei Nierenerkrankungen oder gegen Bluthochdruck eingesetzt werden, den Innenohrdruck zu verringern. Trotz guter Erfolge wird wegen möglicher Nebenwirkungen die Gabe von Diuretika nicht als vorbeugende Behandlung für alle Menière-Patienten angesehen.

Bei kritischer Durchsicht der Literatur lassen sich auch für den Wirkstoff Betahistin (z.B. Vasomotal®) Hinweise für eine vorbeugende Wirkung finden. Allerdings zeigt eine neuere umfangreiche Studie, dass Betahistin auch in einer hohen Dosierung nicht besser wirkt als ein Scheinmedikament (Placebo). Das schließt nicht aus, dass einzelne Menière-Patienten auf diese Behandlung ansprechen.

91. Welche Bedeutung haben Ohrgeräusche (Tinnitus) im Zusammenhang mit der Menièreschen Erkrankung?

Nur bei der Menièreschen Krankheit besteht ein Zusammenhang zwischen Ohrgeräuschen (Tinnitus) und Schwindelbeschwerden. Beide Krankheitszeichen sind letztlich Ausdruck desselben Krankheitsgeschehens. Meist ist es so, dass mit dem Schwindelanfall auch ein Ohrgeräusch auftritt oder ein bestehendes sich verstärkt.

Unabhängig von der Menièreschen Krankheit gibt es natürlich auch ein zufälliges Zusammentreffen von Schwindel und Tinnitus. Es ist dann die Aufgabe des Ohrenarztes, dies diagnostisch klar zu trennen.

92. Gibt es eine Möglichkeit, Ohrgeräusche, wie sie bei der Menièreschen Krankheit vorkommen, objektiv festzustellen?

Grundsätzlich lassen sich Ohrgeräusche, wie sie als Begleiterscheinungen auch anderer Innenohrstörungen vorkommen, nicht objektiv erfassen. Sie sind nur für den Betroffenen hörbar.

Man kann versuchen, das Ohrgeräusch durch einen Vergleich mit vorgegebenen Geräuschen beschreiben zu lassen. Eine andere Möglichkeit besteht darin festzustellen, mit welcher Geräuschlautstärke das subjektive Ohrgeräusch übertönt werden kann. Dies ergibt annähernd ein Maß für die Stärke der Ohrgeräusche.

93. Was bedeutet es, wenn sich das Hörvermögen im Schwindelanfall bessert?

Wenn es im Schwindelanfall zu einer Besserung der Hörfähigkeit kommt, liegt eine Sonderform der Menièreschen Erkrankung vor, das Lermoyez-Syndrom. Dieser französische Arzt hatte als Erster den Zusammenhang zwischen Schwindel und Hörverbesserung erkannt („Le vertige, qui fait entendre.").

Im Übrigen finden sich bei dieser Sonderform alle übrigen Charakteristika der Menièreschen Erkrankung. Eine schlüssige Erklärung für das Lermoyez-Syndrom gibt es bis heute nicht. Seine Behandlung entspricht der der Menièreschen Erkrankung.

94. Was versteht man unter einer Tumarkinschen Otolithenkrise?

Auch die Tumarkinsche Otolithenkrise ist eine Sonderform der Menièreschen Erkrankung. Man nimmt an, dass sich der Innenohrüberdruck vor allem auf den Ohrsteinchenapparat auswirkt. Dies führt dazu, dass nicht Drehschwindelanfälle auftreten, sondern Irritationen oder Ausfälle des für geradlinige Beschleunigungen zuständigen Organs. Die Folge davon ist, dass der Schwindel als eine geradlinige Bewegung empfunden wird, meist ist es eine Fallbewegung oder ein Zusammensacken mit Stürzen. Im Übrigen findet man die anderen Charakteristika der Menièreschen Erkrankung. Die Behandlung folgt den Empfehlungen für die Menièresche Erkrankung.

95. Mit welchen Krankheiten kann die Menièresche Erkrankung verwechselt werden?

Nicht verwechselt werden darf die Menièresche Krankheit mit einem Vestibularisschwannom (sogenanntem Akustikusneurinom, s. Frage 109 ff), das zwar selten ist, aber zu gefährlichen Komplikationen führen kann. Es weist manchmal sehr ähnliche Symptome auf. Allerdings treten die Beschwerden nicht mit der für die Menièresche Krankheit so typischen Anfallscharakteristik auf.

Mit bestimmten Hörprüfmethoden und mit der Kernspintomografie (MRT) ist es möglich, ein „Akustikusneurinom", tatsächlich ist es ein Vestibularisschwannom, nachzuweisen oder definitiv auszuschließen (s. Frage 110).

Eine Verwechslung der Menièreschen Erkrankung mit dem gutartigen Lagerungsschwindel ist kaum möglich, da das Auftreten dieses Schwindels immer an Kopfbewegungen gebunden ist. Hinzu kommt, dass die Schwindelbeschwerden nie länger als einige Sekunden dauern.

Wegen der unterschiedlichen Dauer des Schwindels ist die Menièresche Erkrankung gegenüber dem akuten Funktionsausfall eines Gleichgewichtsorgans (Neuropathia vestibularis, s. Frage 44 ff) leicht abzugrenzen. Während der Schwindel beim akuten Ausfall des Gleichgewichtsorgans über Tage anhält, ist die Dauer eines Menière-Anfalles auf Minuten und Stunden beschränkt. Nur der erste Anfall kann ausnahmsweise länger als 24 Stunden anhalten.

Unter den neurologischen Erkrankungen spielt wegen der Ähnlichkeit der Schwindelanfallcharakteristik die Schwindelmigräne die wichtigste Rolle bei der Abgrenzung zur Menièreschen Krankheit (s. Frage 123 ff).

Gutartiger Lagerungsschwindel

96.   Was versteht man unter dem gutartigen Lagerungsschwindel?

Der gutartige Lagerungsschwindel ist durch eine sehr typische Schwindelcharakteristik gekennzeichnet. Es handelt sich immer um einen gerichteten Drehschwindel, der nur bei Kopfbewegungen mit einer Dauer von Sekunden auftritt. Da er eine hohe Tendenz zur Selbstheilung aufweist und keine bösartige Ursache dahintersteckt, hat er den Namen „gutartiger Lagerungsschwindel" bekommen.

Setzt man gezielte Behandlungsmaßnahmen wie die Befreiungsmanöver ein, erreicht die Heilungsquote fast 100 %.

97.   Wie macht sich der gutartige Lagerungsschwindel bemerkbar?

Typisch für den gutartigen Lagerungsschwindel ist die Klage des Patienten, dass der Drehschwindel ausschließlich im Zusammenhang mit Kopfbewegungen auftritt, aber nur einige Sekunden lang anhält. Häufig wird berichtet, dass der Schwindel beim Umdrehen im Bett ausgelöst wird oder bei einer schnellen Kopfbewegung nach schräg oben.

Bereits diese charakteristische Beschwerdeschilderung ist wegweisend für die Diagnosestellung.

98.   Worin besteht die Ursache des gutartigen Lagerungsschwindels?

Normalerweise sind die Ohrsteinchen (Otolithen) fest in einer Gallerte im Gleichgewichtsorgan verankert. Erst durch Gewalteinwirkungen auf den Kopf, wie sie bei Auffahrunfällen oder bei Stürzen vom Fahrrad vorkommen, aber auch durch altersbedingte Abbauvorgänge im Halteapparat, werden einige Ohrsteinchen (Otolithen) herausgelöst und können in den übrigen Teil des Innenohrgleichgewichtsapparates (Bogengänge) gelangen. Bei Kopfbewegungen führen sie dann zu einer Verstärkung der Innenohrflüssigkeitsströmung und damit zu einer Schwindelempfindung.

Die versprengten Otolithen sind während Operationen, bei denen die knöcherne Bogengangswand abgeschliffen wurde, an Patienten mit Lagerungsschwindel unter dem Operationsmikroskop als flottierende Teilchen gesehen worden. In einem Fall ist es sogar gelungen, diese Teilchen zu entnehmen und unter dem Elektronenmikroskop zu untersuchen. Dabei konnten sie zweifelsfrei als degenerierte Ohrsteinchen identifiziert werden. Damit ist auch der morphologische Nachweis erbracht, dass die Ursache des gutartigen Lagerungsschwindels in frei flottierenden, verirrten Ohrsteinchen besteht.

99. Lässt sich der gutartige Lagerungsschwindel durch klinische Untersuchungen nachweisen?

Ja. Da bekannt ist, welche Augenbewegungen durch Reizung eines Bogenganges ausgelöst werden, kann man die zu erwartende Reaktion des Auges voraussagen. So führt beispielsweise die Reizung des hinteren Bogenganges einer Seite zu einem Nystagmus (Augenrucke) mit einer horizontal und nach unten drehenden Schlagrichtung. Im Falle eines Lagerungsschwindels findet man bei Seitwärtslagerung des Kopfes horizontal drehende Nystagmen zu dem unten liegenden Ohr.

Durch gezielte ärztliche Untersuchungen, bei denen der zu untersuchende Bogengang jeweils in die Drehebene gestellt wird, ist es möglich, genau herauszufinden, wo die verirrten Ohrsteinchen liegen.

Wenn dann der befallene Bogengang eindeutig bestimmt ist, kann eine erfolgreiche Behandlung des Lagerungsschwindels durch ein Befreiungsmanöver durchgeführt werden.

100. Wie wird der gutartige Lagerungsschwindel behandelt?

Voraussetzung für die erfolgreiche Behandlung des gutartigen Lagerungsschwindels ist es, den Bogengang identifiziert zu haben, in dem die versprengten Ohrsteinchen zu krankhaften Erregungen führen.

Das Ziel der Behandlung besteht darin, durch bestimmte Manöver, sogenannte Befreiungsmanöver, die verirrten Steinchen aus den Bogengängen wegzuschleudern, damit sie an einen Ort im Gleichgewichtsorgan gelangen, wo sie keine krankhaften Erregungen auslösen können.

Da sich die Ohrsteinchen nicht auflösen lassen und wohl auch nicht spontan abgebaut werden, muss nach erfolgreichen Befreiungsmanövern grundsätzlich damit gerechnet werden, dass der Lagerungsschwindel wieder auftreten kann. Allerdings lassen sich diese Rückfälle gleichfalls wieder erfolgreich behandeln. Insgesamt ist die Gefahr eines Rückfalls recht hoch.

Zur Vorbeugung lässt sich ein Lagerungstraining empfehlen. Durch bestimmte Lagerungen, die der Patient selbst durchführen kann, wird versucht, eine erneute Ansammlung der Steinchen in einem der Bogengänge zu vermeiden (s. Übungen Seite 140/141).

101. Kann der gutartige Lagerungsschwindel von beiden Gleichgewichtsorganen ausgelöst werden?

Grundsätzlich kann sich der für den gutartigen Lagerungsschwindel verantwortliche Mechanismus, nämlich die Lösung von Ohrsteinchen aus ihrer Unterlage und Verschleppung in das Bogengangssystem, in beiden Gleichgewichtsorganen abspielen. Dies geschieht häufig bei Unfällen. Für den Patienten ist dies nicht zu erkennen, da er immer nur bemerkt, dass der Schwindel in Abhängigkeit von Kopfbewegungen auftritt.

Auch für den Arzt ist es zunächst schwierig, einen beidseitigen Lagerungsschwindel zu erkennen. Wenn auf einer Seite ein

Lagerungsnystagmus erkannt ist, der betroffene Bogengang identifiziert ist, wird zunächst diese Seite behandelt. Um unkontrollierte Verlagerungen von Ohrsteinchen zu vermeiden, wird nicht gleichzeitig nach einem Befall der Gegenseite gesucht.

Erst wenn nach einem geglückten Befreiungsmanöver kein Lagerungsnystagmus mehr auf einer Seite auszulösen ist, der Patient aber weiterhin über Lagerungsschwindel klagt, muss auch an die Möglichkeit eines Befalls der Gegenseite gedacht werden. Eine gezielte Lagerung gibt darüber schnell Auskunft.

Ein beidseitiger Befall der Bogengänge ist sehr selten, er trifft nur auf etwa 1 % aller Patienten mit Lagerungsschwindel zu. In diesen Fällen handelt es sich fast immer um Patienten, die eine Kopfverletzung erlitten haben.

Für eine erfolgreiche Behandlung empfiehlt es sich, zuerst eine sichere Befreiung auf einer Seite anzustreben, dann die Befreiungsmanöver für die Gegenseite durchzuführen.

102. Wie hoch ist die Rückfallquote beim gutartigen Lagerungsschwindel?

Die Rückfallquote beim gutartigen Lagerungsschwindel ist im Vergleich zu anderen Erkrankungen recht hoch. In einem Zeitraum von zwei Jahren ist bei rund 20 % der Patienten, die an einem Lagerungsschwindel gelitten haben, mit einem Rückfall zu rechnen, innerhalb von acht Jahren sind es 50 %.

Diese hohen Zahlen sind nicht überraschend, wenn man bedenkt, dass die versprengten Ohrsteinchen durch die Befreiungsmanöver zwar an einen neutralen Ort im Gleichgewichtsorgan gebracht werden, aber eben nicht endgültig beseitigt oder aufgelöst werden. Durch nicht voraussagbare Bewegungen kann es dann dazu kommen, dass die Ohrsteinchen wieder in das Bogengangssystem gelangen und so erneut Lagerungsschwindel auslösen.

Man muss aber wissen, dass erneute Befreiungsmanöver wieder zur Beschwerdefreiheit führen.

103. Kann man den gutartigen Lagerungsschwindel auch chirurgisch behandeln?

Wenn nachgewiesen ist, dass die versprengten Ohrsteinchen in einem der hinteren vertikalen Bogengänge liegen, dann ist es möglich, den Nervenast, der die Information, also auch die krankhafte Erregung, dieses betroffenen Bogenganges fortleitet, selektiv zu durchtrennen. Da sich aber der gutartige Lagerungsschwindel fast immer mit Befreiungsmanövern erfolgreich behandeln lässt, ist dieser Eingriff nur extrem selten notwendig.

104. Wie ist die Prognose des gutartigen Lagerungsschwindels?

Die Prognose des gutartigen Lagerungsschwindels ist sehr günstig. In vielen Fällen kommt es zu einer Selbstheilung, was dieser Schwindelart ja auch den Namen „gutartig" gebracht hat. Dies erklärt sich daher, dass die im Laufe eines Tages ablaufenden Kopfbewegungen zu einer Lösung und Verlagerung der verirrten Ohrsteinchen führen, also ungerichtete Befreiungsmanöver nachahmen.

Durch die Befreiungsmanöver lässt sich der gutartige Lagerungsschwindel fast immer heilen. Schon nach einmaliger Behandlung sind 70 % der Patienten beschwerdefrei. Bei anderen gelingt dies nach wiederholten Behandlungen. Nur in seltenen Fällen ist es notwendig, den Patienten stationär aufzunehmen, um die Behandlungen dann mehrmals täglich wiederholen zu können. Dass auf einen chirurgischen Eingriff zurückgegriffen werden muss, bleibt eine seltene Ausnahme.

105. Mit welchen Krankheitsbildern kann der gutartige Lagerungsschwindel verwechselt werden?

Die Gefahr, den Lagerungsschwindel mit einem anderen Krankheitsbild zu verwechseln, ist gering. Andere Schwindelformen haben vor allem andere zeitliche Charakteristika. So dauert ein Schwindelanfall bei der Menièreschen Erkrankung mit Minuten und Stunden in jedem Fall länger, die Schwindelzustände bei der Neuropathia vestibularis sind mit einer Dauer über Tage noch länger.

Schwindel, der in bestimmten Kopf- oder Körperlagen auftritt, nennt man zentralen Lageschwindel. Für ihn ist aber charakteristisch, dass er nach der eigentlichen Lagerung immer über mehrere Minuten in einer bestimmten Kopflage oder Körperlage anhält. Begleitende krankhafte Augenrucke, Spontannystagmen, halten gleichfalls über mehrere Minuten an. Somit sind Lagerungsschwindel und Lageschwindel gut voneinander zu trennen.

Das Vestibularisschwannom, der gutartige Tumor des Gleichgewichtsnervs, das sich hinter verschiedenen Schwindelformen verstecken kann, äußert sich praktisch nie als Lagerungsschwindel. Allein bei den Lagerungsprüfungen als unspezifischem Reiz lassen sich verborgene Spontannystagmen provozieren, die aber von ihrer Form her nicht mit einem Lagerungsnystagmus verwechselt werden können.

106. Kann ein Patient ein Befreiungsmanöver selbst durchführen und kontrollieren?

Für die Durchführung des Befreiungsmanövers nach Epley ist vor Kurzem ein Gerät entwickelt worden, mit dem der Patient selbst überprüfen kann, ob er das Manöver richtig durchführt.

Am Kopf des Patienten wird über eine Kappe ein durchsichtiges Röhrensystem befestigt, das mit einem zähen Öl gefüllt ist, in dem eine kleine farbige Kugel schwimmt. Durch entsprechende Kopflagerungen soll die kleine Kugel von einer bestimmten Markierung zu einer anderen, der Zielmarkierung, gebracht werden. So ist sichergestellt, dass der Bewegungsablauf des Befreiungsmanövers richtig durchgeführt wird.

Voraussetzung für die selbstständige Durchführung des Epley-Manövers ist aber, dass vor Beginn der Behandlung ein Arzt feststellt, auf welcher Seite und an welcher Stelle die Ursache für den gutartigen Lagerungsschwindel liegt. Erst dann kann die Selbstbehandlung eingeleitet werden. In Anbetracht der großen Anzahl von Rückfällen (s. Frage 102) ist dieses Gerät (DizzyFix) eine sinnvolle und erfolgreiche Behandlung und Vorbeugungsmaßnahme beim gutartigen Lagerungsschwindel.

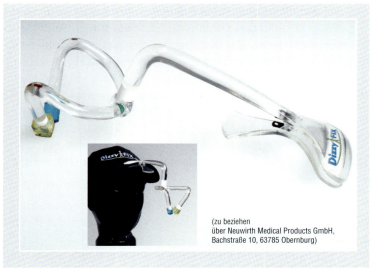

(zu beziehen
über Neuwirth Medical Products GmbH,
Bachstraße 10, 63785 Obernburg)

DizzyFix-Gerät zur kontrollierten Durchführung des Befreiungsmanövers nach Epley.

107. Soll man bestimmte Bewegungen beim gutartigen Lagerungsschwindel vermeiden?

Solange beim gutartigen Lagerungsschwindel verirrte Ohrsteinchen in einem Bogengang liegen, lässt sich durch bestimmte Bewegungen ein Schwindelgefühl auslösen. Dies versucht der Patient verständlicherweise zu vermeiden.

Nach einem erfolgreichen Befreiungsmanöver haben viele Patienten die Sorge, dass durch eine unbedachte Kopfbewegung der Lagerungsschwindel zurückkommen könnte. Diese Angst ist unbegründet. Es hängt von Zufällen ab, ob es zu einem Rückfall kommt oder nicht. Keinesfalls lässt sich ein Rückfall dadurch vermeiden, dass man bestimmte Kopfbewegungen unterlässt. Hinzu kommt, dass man beispielsweise im Schlaf unbewusst die unterschiedlichsten Kopfbewegungen ausführt, ohne dass sie willkürlich beeinflusst werden. Zu bedenken ist auch, dass normale Kopfbewegungen in gewissem Sinne ein permanentes Befreiungsmanöver darstellen. Daher dürfen beim gutartigen Lagerungsschwindel normale Kopfbewegungen ohne Einschränkungen durchgeführt werden.

Tumoren des Gleichgewichtssystems

108. Gibt es auch Geschwulsterkrankungen des Gleichgewichtssystems, die zu Schwindelbeschwerden führen?

In seltenen Fällen können auch Geschwulsterkrankungen zu Schwindelbeschwerden führen. Unter diesen sehr seltenen Tumoren sind die sogenannten Akustikusneurinome die häufigsten. Es handelt sich um gutartige Geschwülste, die von der Nervenscheide des Gleichgewichtsnervs ausgehen und nicht, wie der Name vermuten lässt, um Tumoren des Hörnervs. Ihr richtiger Name ist Vestibularisschwannom.

Werden diese Tumoren größer, so können sie, obwohl sie als gutartig einzustufen sind, zu Komplikationen führen. Dies tritt dann ein, wenn durch ihr Größenwachstum lebenswichtige Zentren im Hirnstamm erreicht werden. Sie setzen aber keine Tochtergeschwülste, wie bösartige Tumoren es tun.

Reihenuntersuchungen an Verstorbenen haben ergeben, dass viele Menschen Träger eines kleinen „Akustikusneurinoms" sind, ohne dass sie jedoch Beschwerden wie Schwindel hatten oder daran verstorben sind. Die Häufigkeit beläuft sich auf etwa 1:100. Klinisch auffällig werden diese Tumoren aber nur in etwa bei 1:100000.

Bekannt ist auch, dass diese Tumoren sehr langsam wachsen, kleine, schon entdeckte Tumoren durchaus beobachtet werden können und nicht sofort behandelt werden müssen.

Extrem selten treten diese Tumoren im Rahmen der Recklinghausenschen Erkrankung auf, dann auch beidseits. Diese Tatsache ist bei der Wahl der Behandlung zu berücksichtigen.

109. Durch welche Symptome macht sich ein Vestibularisschwannom (Akustikusneurinom) bemerkbar?

Obwohl es sich beim „Akustikusneurinom" um einen Tumor handelt, der vom Gleichgewichtsnerv ausgeht, sind Schwindelbeschwerden nur in Ausnahmefällen das Leitsymptom. Diese Tatsache lässt sich leicht dadurch erklären, dass die zentralen Ausgleichsvorgänge (vestibuläre Kompensation) mit dem Tumorwachstum Schritt halten und so die Entstehung von Schwindelbeschwerden verhindern.

Meist macht sich ein Tumor am Gleichgewichtsnerv durch eine einseitige Schwerhörigkeit bemerkbar. Dieses Symptom zeigt an, dass die Geschwulst auf den mit ihm zusammen verlaufenden Hörnerv drückt. Dadurch kann entweder der Nerv selbst geschädigt werden, oder das zum Hörorgan führende Blutgefäß wird abgedrückt. Wegen dieser mehr oder weniger plötzlich auftretenden Schwerhörigkeit meint der Patient nicht selten, einen Hörsturz erlitten zu haben. Daher erfordert auch jede plötzlich einsetzende Schwerhörigkeit eine genaue Diagnostik, um festzustellen, ob sich eventuell ein „Akustikusneurinom" hinter der Hörstörung verbirgt. Manchmal ist ein einseitiger Tinnitus das erste Krankheitszeichen, seltener auch eine leichte Schwäche des benachbarten Gesichtsnervs.

Das Vestibularisschwannom (Akustikusneurinom), der gutartige Tumor des Gleichgewichtsnervs, kann sich also hinter verschiedenen Beschwerdebildern verstecken. Eine gründliche Diagnostik, die sich vor allem auf die Untersuchung des Gleichgewichtssystems stützt, ist daher unbedingt erforderlich.

110. Wie wird ein Tumor des Gleichgewichtsnervs diagnostiziert?

Am häufigsten macht sich das Vestibularisschwannom durch eine einseitige Schwerhörigkeit bemerkbar. Die ausführliche

Hördiagnostik muss klären, ob die Ursache der Schwerhörigkeit im Innenohr oder am Hörnerv liegt. Am besten geeignet ist dazu die Ableitung von akustisch ausgelösten Antworten des Gehirns (Hirnstammaudiometrie), die über eine spezielle EEG-Technik erfasst werden können. Verlängerungen der Nervenleitgeschwindigkeit deuten auf einen druckbedingten Defekt am Hörnerv hin.

Immer muss bei einer einseitigen Schwerhörigkeit auch eine gründliche Untersuchung des Gleichgewichtssystems erfolgen, um festzustellen, ob neben der Schwerhörigkeit auch eine Schädigung der peripheren Gleichgewichtsfunktion vorliegt.

Wenn sich aufgrund der Hirnstammaudiometrie und der Gleichgewichtsprüfung Verdachtsmomente für ein Vestibularisschwannom ergeben haben, muss eine Kernspintomografie (Magnetresonanztomografie) durchgeführt werden. Mithilfe eines zusätzlich verabreichten Kontrastmittels ist es möglich, einen Tumor des Gleichgewichtsnerven nachzuweisen oder eine solche Geschwulst auszuschließen. Es handelt sich also um ein in diesem Fall beweisendes bildgebendes Verfahren.

111. Welche chirurgischen Behandlungsmöglichkeiten zur Entfernung eines Vestibularisschwannoms gibt es?

Hat man sich zur chirurgischen Entfernung der Geschwulst entschlossen, so gibt es je nach Größe der Geschwulst verschiedene Operationsverfahren.

Wenn die Geschwulst so klein ist, dass sie aus dem inneren Gehörgang, dem Knochenkanal zwischen Innenohr und Hirnstamm, noch nicht herausgewachsen ist, dann empfiehlt sich ein Zugangsweg von der Schläfe aus. Mit diesem Vorgehen kann es gelingen, den Gesichtsnerv, manchmal auch den Hörnerv, strukturell und auch funktionell zu erhalten.

Bei größeren Geschwülsten (bis 4 cm Durchmesser) wird man den Schädel vom Hinterhaupt aus eröffnen, um so an den

Tumor heranzukommen. Auch mit dieser Methode lässt sich der Gesichtsnerv erhalten, in seltenen Fällen auch der Hörnerv.

Ein anderer Zugang benutzt den Weg durch das Innenohr, was aber zwangsläufig mit einer Zerstörung der Hörfunktion verbunden ist. Diese Technik benutzt man gern, wenn das Gehör bereits stark beeinträchtigt ist.

Eine vollständige Entfernung eines Tumors des Gleichgewichtsnervs ist mit einem einseitigen Verlust der Gleichgewichtsfunktion verbunden. Obwohl ja schon durch den Tumor selbst ein Funktionsdefizit entstanden ist, wird der komplette Ausfall kurz nach der Operation vom Patienten als heftiger, über Tage anhaltender Schwindel erlebt. Durch frühzeitig eingesetzte Rehabilitationsmaßnahmen (s. Frage 50 ff) mit einem Trainingsprogramm gegen Schwindel lassen sich diese Beschwerden meist im Verlauf von Wochen und Monaten beseitigen, zumindest lässt sich aber eine deutliche Besserung erzielen. Eingeschränkt wird diese günstige Prognose dann, wenn die Geschwulst bereits Strukturen des Kleinhirns und des Hirnstamms erreicht und geschädigt hat. Diese Verletzungen erschweren oder verhindern die Erholungsvorgänge.

Bei normalem Heilverlauf braucht der Patient nicht länger als zwei Wochen im Krankenhaus zu bleiben.

112. Mit welchen Folgen einer Vestibularisschwannom-Operation muss der Patient rechnen?

Zwangsläufig ist die Entfernung eines „Akustikusneurinoms" mit einer Abkopplung und damit mit dem Funktionsverlust eines peripheren Gleichgewichtsapparates verbunden, der sich jedoch meist ausreichend kompensieren lässt (s. Frage 47). Häufig, bei manchen Operationstechniken zwangsläufig, kommt es zu einer Hörverschlechterung oder Taubheit. Interessanterweise ist der Leidensdruck dafür eher gering, was wohl darauf zurückgeführt werden kann, dass bereits vor der Operation wegen des Tumors eine Schwerhörigkeit bestand. War vorher schon ein Tinnitus vorhanden, so bleibt dieser oft auch nach der Operation bestehen.

Obwohl es meist gelingt, bei der Operation den Gesichtsnerv in seiner Kontinuität zu erhalten, verbleiben manchmal funktionelle Einschränkungen. Diese, im Allgemeinen nur leichten Lähmungen erklären sich dadurch, dass der Gesichtsnerv zwangsläufig während der Operation berührt und gedehnt wird.

Häufig klagen Patienten nach der Operation eines Vestibularisschwannoms über Kopfschmerzen, die wohl auf die Schädeleröffnung und Manipulationen am Gehirn zurückzuführen sind. Diese Beschwerden lassen sich dann nur mit Schmerztabletten beherrschen.

Da viele Patienten über eine erhebliche Einschränkung der Lebensqualität klagen, muss der Patient vor der Operation auf die möglichen Komplikationen hingewiesen werden. Vor allem muss er aber auch auf andere Behandlungsverfahren aufmerksam gemacht werden, damit er sich für die Methode, die er für am günstigsten hält, entscheiden kann.

113. Welche Möglichkeiten der Strahlentherapie gibt es zur Behandlung des Vestibularisschwannoms?

Eine nicht chirurgische Behandlungsmöglichkeit für das Vestibularisschwannom ist die Bestrahlung. Bei diesem Verfahren ist es, im Gegensatz zur Bestrahlung eines bösartigen Tumors, nicht das Ziel, die Geschwulst völlig zu beseitigen, also zu zerstören. Vielmehr will man mit dieser schonenden Methode erreichen, das weitere Wachstum dieses gutartigen Tumors zu stoppen. In manchen Fällen kommt es dennoch zu einer Tumorverkleinerung. Der Vorteil liegt darin, dass alle Risiken einer Operation vermieden werden. Die Gefahr einer Zunahme des Hörverlustes oder das Auftreten einer Gesichtsnervenlähmung sind gering, aber nicht völlig auszuschließen.

Es stehen zwei Behandlungsverfahren zur Verfügung, das sogenannte Gamma-Knife und die stereotaktisch durchgeführte fraktionierte Bestrahlung mit einem Linearbeschleuniger.

Geeignet ist die Bestrahlung für Vestibularisschwannome von kleiner und mittlerer Größe. Größere Geschwülste (> 3 cm Durchmesser) sollten dagegen weiterhin operiert werden, da sie wegen ihrer Größe und bei weiterem Wachstum Druck auf lebenswichtige Nervenzentren im Hirnstamm ausüben können.

Dank der Kernspintomografie ist es kein Problem, die Tumorgröße genau zu messen, seine Größe zu kontrollieren und bei einer eventuellen Zunahme schließlich doch die Operation durchzuführen.

Schwindel bei neurologischen Erkrankungen

114. Bei welchen neurologischen Erkrankungen treten Schwindelbeschwerden auf?

Alle neurologischen Erkrankungen, die Strukturen des Orientierungs-Gleichgewichtssystems erfassen, können zu Schwindelbeschwerden führen.

So wirken sich Durchblutungsstörungen auf verschiedene Teile des Gehirns aus. Es können Gefäße betroffen sein, die den Hirnstamm mit den darin liegenden Zentren für die Gleichgewichtsregulation versorgen (s. Frage 115), zum anderen Gefäße, die für die Durchblutung der Hirnrinde und anderer höherer Zentren zuständig sind (s. Frage 116).

Unter den entzündlichen Erkrankungen spielt die Multiple Sklerose (MS) die Hauptrolle, die sich je nach Lokalisation der Entzündungsherde auch durch Schwindel bemerkbar macht (s. Frage 117).

Wenn sich Hirntumoren auf Strukturen des Gleichgewichts- oder des blickmotorischen Systems ausdehnen, kann Schwindel eines der zahlreichen Symptome sein. Nach Sicherung der Geschwulst durch ein bildgebendes Verfahren wie die Magnetresonanztomografie (Kernspintomografie) ist die Behandlung im Allgemeinen neurochirurgisch. Der vom Gleichgewichtsnerv ausgehende Tumor, das Vestibularisschwannom, wird gesondert abgehandelt (s. Frage 109).

Das generalisierte Krampfleiden, die Epilepsie, kann in seltenen Fällen Schwindel als Vorboten eines Anfalls aufweisen (s. Frage 118).

Eine bestimmte Form der Migräne (s. Frage 124) ist durch einen episodisch auftretenden Schwindel gekennzeichnet und tritt häufig in Verbindung mit Migränekopfschmerzen auf.

115. Wie wirken sich Durchblutungsstörungen auf die Zentren des Gleichgewichtssystems aus?

Wichtige Zentren für die Gleichgewichtsregulation liegen im Versorgungsgebiet von Arterien, die von den Wirbelkanälen her kommen und eine eigene Versorgung für den Hirnstamm darstellen.

Störungen in diesem Versorgungssystem lassen sich am besten nach ihrer Zeitdauer einteilen. So gibt es kurze Attacken im Bereich von Minuten, die sich auch ohne Behandlung in kurzer Zeit zurückbilden („Schlägelchen"). Schwindel kann eines der Krankheitszeichen sein, nie jedoch das einzige. Meist sind Sehstörungen ein weiteres Krankheitszeichen. Sie sind als Warnzeichen zu verstehen und weisen darauf hin, dass sich solche Minderdurchblutungen wiederholen können. Man empfiehlt vorbeugende Maßnahmen wie beispielsweise die Einnahme von Acetylsalizylsäure (ASS).

Es sei wiederholt, dass Schwindel bei Durchblutungsstörungen im Gehirn nie das einzige Krankheitszeichen ist, da das Gefäßsystem anatomisch so aufgebaut ist, dass nie die Gleichgewichtszentren allein betroffen sein können. Bei den obligaten Begleitsymptomen stehen Sehstörungen wie Doppelbilder, Unscharfsehen oder Verschwommensehen im Vordergrund, seltener Gesichtslähmungen, Schluckbeschwerden, Stand- und Gangunsicherheit.

Es gibt auch länger anhaltende Einschränkungen der Blutversorgung („Schlaganfall"), die mit entsprechend länger anhaltenden Beschwerden einhergehen. Hier versucht man, mit durchblutungsfördernden Infusionen die Funktionen der betroffenen Nervenstrukturen wieder in Gang zu setzen.

Nicht umkehrbare Funktionsverluste entstehen dann, wenn die Blutzufuhr für längere Zeit unterbrochen war. In diesen Fällen kommt es darauf an, die verloren gegangenen Funktionen durch Funktionsreserven aus anderen Strukturen zu ersetzen.

116. Zu welchen Krankheitszeichen führen Durchblutungsstörungen der höheren Zentren?

Bei Durchblutungsstörungen höherer Zentren wie der Hirnrinde kommt es zu einem Krankheitsbild mit zahlreichen unterschiedlichen Symptomen. Neben Vergesslichkeit, Konzentrationsstörungen und Kopfschmerzen kann auch Schwindel eines der Krankheitszeichen sein. Dieser Schwindel ist im Allgemeinen ein unsystematischer Schwindel, das heißt, er macht sich nicht durch Scheinbewegungen bemerkbar. Vielmehr sind es mehr unbestimmte Beschwerden wie Unsicherheit, Taumeligkeit und Benommenheit.

Auch hier gilt, dass Schwindel nie das einzige Krankheitszeichen für diese Form der Durchblutungsstörungen darstellt. Es ist dann Aufgabe von Internisten und Neurologen, hier die Behandlung einzuleiten.

117. Welchen Stellenwert haben Schwindelbeschwerden bei der Multiplen Sklerose?

Für die Multiple Sklerose ist heute gesichert, dass sie auf einer immunologischen Störung mit Entzündungsreaktionen beruht. Sie wird daher auch als disseminierte Hirnentzündung bezeichnet (Encephalomyelitis disseminata).

Da die Entzündungsherde wechseln und an verschiedenen Stellen im Gehirn lokalisiert sind, bietet die Multiple Sklerose kein einheitliches Symptommuster. Wenn die Herde in den Gleichgewichtszentren oder in den Zentren für die Blickmotorik liegen, treten Schwindelbeschwerden und Störungen der Augenbewegungen auf. Der Schwindel ist meist ein systematischer Schwindel, häufig wird Drehschwindel oder Schwankschwindel beschrieben. Er tritt aber nie isoliert auf, sondern immer in Verbindung mit anderen neurologischen Störungen wie Lähmungen, Missempfindungen oder Sehstörungen.

Die von Neurologen durchgeführte Behandlung richtet sich gegen die entzündliche Komponente und stützt sich in erster Linie auf Kortison und Immuntherapeutika.

118. Ist Schwindel ein Zeichen eines epileptischen Anfalls?

Nur selten tritt Schwindel als Aura (Vorzeichen) eines epileptischen Anfalls auf oder ist Ausdruck eines sogenannten psychomotorischen Anfalls. In diesen Fällen kann der Schwindel mit Bewusstlosigkeit einhergehen, was sonst bei Erkrankungen des Gleichgewichtssystems nicht der Fall ist.

Häufiger dagegen ist Schwindel als Nebenwirkung oder Zeichen einer Überdosierung von Medikamenten, die gegen Epilepsie eingenommen werden. Diese Schwindelbeschwerden halten dann aber weitaus länger als ein epileptischer Anfall an, sodass sie mit der Epilepsie selbst kaum in Verbindung gebracht werden.

Es muss auch hier hervorgehoben werden, wie wichtig die Frage nach regelmäßig eingenommenen Medikamenten gerade bei Schwindelbeschwerden ist.

119. Kann Schwindel zu Lähmungen oder Krämpfen führen?

Schwindel als Ausdruck einer Störung im Orientierungs-Gleichgewichtssystem hat nur im Sinne einer Körperunsicherheit Auswirkungen auf das motorische System. Lähmungen und Krämpfe haben andere Ursachen, die von einem Neurologen weiter abgeklärt werden müssen. Nur als Vorbote eines Krampfanfalls kann Schwindel einmal von Bedeutung sein (siehe oben).

120. Ist Schwindel ein Frühzeichen für einen Schlaganfall?

Wenn Schwindel seine Ursache in einer Innenohrerkrankung hat, ist er nicht als Frühzeichen für einen Schlaganfall zu werten.

Anders verhält es sich, wenn Schwindel im Rahmen einer Hirnstamm-Durchblutungsstörung auftritt (s. Frage 115). Besteht eine anatomische oder funktionelle Einengung in den Arterien, die die Zentren für Orientierung und Gleichgewicht versorgen, kann es zu vorübergehenden Gleichgewichtsstörungen mit Schwindel kommen („Schlägelchen"), aber auch zu schweren Ausfällen (Infarkt). Je nachdem, welche Strukturen von der Durchblutungsstörung betroffen sind, treten die entsprechenden Krankheitszeichen auf. Aber nie ist Schwindel das alleinige Krankheitszeichen, zwangsläufig müssen auch andere vorhanden sein.

Treten kurzandauernde Durchblutungsstörungen im Hirnstammbereich mit Schwindelbeschwerden auf, so werden sie durchaus als ein Frühzeichen für einen möglichen Schlaganfall angesehen. Häufig wird dann zur Vorbeugung ein Medikament gegeben wie beispielsweise Acetylsalizylsäure (ASS).

121. Gehen bei Schwindelanfällen Nervenzellen im Gehirn zugrunde?

Nervenzellen des Gehirns werden durch Schwindelbeschwerden oder durch Schwindelanfälle nicht zerstört. Vielmehr zeigt das Schwindelerlebnis an, dass die beteiligten Nervenzellen in diesem Fall ihre Funktion, die ja auch eine Warnfunktion darstellt, hervorragend erfüllen.

Dagegen werden bei der Menièreschen Krankheit mit jedem Anfall Sinneszellen des Innenohrgleichgewichtsapparates geschädigt, sodass es bei langem Verlauf der Krankheit zu einem vollständigen Erlöschen der Funktion kommen kann. Dann treten keine Schwindelanfälle mehr auf, die Menièresche Krankheit ist „ausgebrannt".

122. Haben Kopfschmerzen etwas mit Schwindelbeschwerden zu tun?

Im Allgemeinen sind Schwindelbeschwerden nicht von Kopfschmerzen begleitet. Nur beim Migräneschwindel, der in letzter Zeit genauer diagnostiziert werden kann, treten Schwindelbeschwerden und Kopfschmerzen gemeinsam auf. Die Schmerzcharakteristik ist typisch für eine Migräne, der Schwindel kommt zusätzlich oder zeitlich versetzt vor und ist mit großem Leidensdruck verbunden.

123. Wie macht sich eine Schwindelmigräne bemerkbar?

Dem Patienten, der an einer Schwindelmigräne leidet, ist der Zusammenhang mit einem Migränegeschehen meist nicht bewusst. Er bemerkt mit Scheinbewegungen einhergehende Schwindelattacken, sehr häufig ist ein Drehschwindel von unterschiedlicher Dauer. Die Attacken können von mehreren Minuten bis hin zu Tagen andauern.

Charakteristisch ist, dass die Attacken von Erbrechen begleitet sind. Es kommen aber noch andere Zeichen einer Migräne hinzu. Dazu zählen in erster Linie Kopfschmerzen, Lichtempfindlichkeit, Geräuschempfindlichkeit und Flimmern vor den Augen. In der Regel werden diese Beschwerden aber erst auf Nachfrage angegeben, der Patient selbst stellt den Zusammenhang nicht her.

Akut auftretende Beeinträchtigungen des Hörvermögens (Hörstürze), aber auch langsam zunehmende Hörverschlechterungen gehören nicht zum Bild der Schwindelmigräne.

124. Was versteht man unter Schwindelmigräne?

Eine Sonderform der Migräne geht mit Schwindelbeschwerden einher. Erst seit wenigen Jahren ist dieses Krankheitsbild genau definiert. Es müssen nämlich bestimmte typische Merkmale vorliegen. Charakteristisch ist das anfallsweise, von Erbrechen begleitete Auftreten eines systematischen Schwindels, also eines Schwindels, der mit Scheinbewegungen einhergeht. Die Schwindelanfälle dauern mehrere Stunden oder mehrere Tage.

Es müssen aber noch andere Zeichen einer Migräne vorhanden sein. Dazu zählen in erster Linie Kopfschmerzen, Lichtempfindlichkeit, Geräuschempfindlichkeit und Flimmern (Blitze) vor den Augen. Auch andere Symptome vonseiten des Sehvermögens wie Unscharfsehen oder Schmerzen in einem Auge kommen vor.

Ein wichtiger Hinweis auf das Vorliegen einer Schwindelmigräne ist, dass nicht selten Jahre vor den ersten Schwindelanfällen eine typische Kopfschmerzmigräne bestanden hat, die aber verschwunden ist.

125. Welche Befunde lassen sich bei einer Schwindelmigräne erheben?

Nicht unerwartet lässt sich bei Schwindelmigräne durch eine ausführliche Gleichgewichtsprüfung eine organische Schädigung im Gleichgewichtssystem nachweisen. Es handelt sich dabei allerdings meist nicht um krankhafte Befunde vom peripheren Gleichgewichtsorgan im Innenohr, sondern um Störungen der zentralen Augenbewegungen (Blickmotorik). Dazu gehören Augenrucke in senkrechter Richtung (Vertikalnystagmus), verstärkt in Rückenlage, aber auch durch Augenrucke gestörte langsame Augenbewegungen. Auffällig ist oft auch eine allgemeine Überempfindlichkeit gegenüber für das Gleichgewichtssystem normalen Reizen wie Drehbewegungen, beispielsweise beim Karussellfahren.

Schwerhörigkeit und Tinnitus dagegen gehören nicht zum typischen Bild der Schwindelmigräne.

126. Wie behandelt man eine Schwindelmigräne?

Für die Schwindelmigräne hat sich gezeigt, dass nicht immer sofort eine medikamentöse Behandlung erfolgen muss. Vielmehr ist in jedem Fall ein vestibuläres Habituationstraining (s. Frage 50) zu empfehlen, das, zwar unspezifisch, das Gleichgewichtssystem stabilisiert und mögliche Anfälle weniger und schwächer werden lässt. Die medikamentöse Behandlung einer Schwindelmigräne stützt sich auf die Empfehlungen für die Therapie der Kopfschmerzmigräne. Zum einen wird man versuchen, eine Vorbeugung zu betreiben, etwa mit Flunarizin oder anderen Migränemedikamenten. Die Festlegung der Therapie sollte unbedingt in Zusammenarbeit mit einem Nervenarzt (Neurologen) erfolgen.

Zum anderen werden im Schwindelanfall selbst die üblichen Mittel zur Schwindelunterdrückung (s. Frage 49) eingesetzt. Medikamente wie Dimenhydrinat oder Diazepam helfen im Allgemeinen auch recht zuverlässig bei der Schwindelmigräne.

Die medikamentöse Langzeitbehandlung gestaltet sich bei der Migräne wegen des individuell sehr unterschiedlichen Verlaufs häufig schwierig.

127. Wie lässt sich die Schwindelmigräne von der Menièreschen Krankheit abgrenzen?

In vielen Fällen erscheint die Abgrenzung der Schwindelmigräne zur Menièreschen Krankheit schwierig, da die Schwindelanfälle bei beiden Krankheitsbildern in ihrem Zeitablauf sehr ähnlich sind.

Die Menièreschen Anfälle sind in ihrem Verlauf zeitlich klar definiert, ihre Dauer beträgt immer mehrere Minuten bis zu 12 Stunden, nie Sekunden oder Tage. Bei der Schwindelmigräne ist das Zeitfenster deutlich breiter, es reicht von 5 Minuten bis zu 72 Stunden.

Wegweisend für die Diagnose einer Schwindelmigräne sind die Befunde der Gleichgewichtsprüfung, wenn sich Störungen der zentralen Blickbewegungen nachweisen lassen. Bei der Menièreschen Krankheit mit ihren Sitz im Innenohr treten Zeichen einer zentralen Störung nicht auf.

Akut auftretende Beeinträchtigungen des Hörvermögens (Hörstürze), aber auch langsam zunehmende Hörverschlechterungen gehören zum Bild der Menièreschen Erkrankung, nicht dagegen zur Schwindelmigräne. Eine Hörprüfung beim HNO-Arzt gibt über die Art der Schwerhörigkeit Aufschluss.

128. Gibt es einen Zusammenhang zwischen der Schwindelmigräne und der Menièreschen Erkrankung?

Die Menièresche Krankheit und die Schwindelmigräne haben Gemeinsamkeiten. Das betrifft das episodenhafte Auftreten und vor allem die Schwindelanfälle. Andererseits lassen sich beide Krankheitsbilder durch gezielte Untersuchungen trennen.

Interessant ist aber, dass – wie große Befragungsstudien ergeben haben – Patienten mit einer Menièreschen Erkrankung häufiger an Migräne leiden als der Durchschnitt der Bevölkerung, andererseits Migränepatienten häufiger eine Menièresche Krankheit bekommen.

Das führt natürlich zu der Überlegung, ob gemeinsame Krankheitsmechanismen für beide Krankheitsbilder bestehen. Bis heute ist allerdings nicht bekannt, ob es ursächliche Beziehungen zwischen diesen beiden Krankheitsbildern gibt oder ob es sich um ein rein zufälliges Zusammentreffen handelt.

Dennoch sollte jeder Menière- und Migränepatient wissen, dass beide Krankheiten zusammen auftreten können. Sie werden dann entsprechend behandelt.

129. Was bedeutet die Abkürzung CANVAS?

Die Abkürzung CANVAS (Cerebellar Ataxia Neuropathia Vestibular Areflxia Syndrom) bezeichnet ein sehr seltenes Syndrom: das Zusammentreffen von einer Kleinhirnerkrankung, einer Neuropathie und eines beidseitigen Ausfalls des Gleichgewichtsorgans.

Es ist nicht bekannt, ob es einen ursächlichen Zusammenhang zwischen diesen drei Krankheitsbildern gibt.

Die Behandlung richtet sich nach den Symptomen, wobei die Physiotherapie im Vordergrund steht (Gleichgewichtstraining).

130. Können Schwindelbeschwerden Ausdruck der Alzheimerschen Erkrankung sein?

Die Alzheimer-Erkrankung ist gekennzeichnet durch einen Verlust höherer geistiger Funktionen im weitesten Sinne. Dazu zählen auch Störungen der räumlichen Orientierung. Vom Kranken selbst wird diese Art der Orientierungsstörung allerdings nur selten mit dem Begriff Schwindel in Verbindung gebracht, da ihm seine Störungen nicht bewusst werden. Außerdem äußern sich die Orientierungsstörungen nicht als systematischer Schwindel, also nicht als ein Schwindel mit Scheinbewegungen.

131. Wirken sich Schwindelbeschwerden auf höhere geistige Funktionen aus?

Schwindelbeschwerden, die auf eine organische Ursache zurückzuführen sind, haben keine Auswirkungen auf höhere geistige Funktionen wie Gedächtnis oder Intelligenz. Mangelnde Kenntnis über die Krankheit oder fehlende Einsicht in das Krankheitsgeschehen können sekundär zu psychischen Veränderungen führen, die sich offen oder verborgen als Angstsyndrom, als Angstschwindel äußern (s. Frage 152).

Eher ist damit zu rechnen, dass manche Medikamente, die zur Behandlung der Schwindelkrankheit verabreicht werden, aufgrund ihrer dämpfenden Effekte zu Beeinträchtigungen von höheren geistigen Funktionen sowie zur Verlangsamung motorischer Reaktionen führen. Diese Medikamente sind für die Langzeitbehandlung beim Schwindel nicht angezeigt. Ihre Anwendung sollte auf zwei, höchstens drei Tage begrenzt werden.

132. Wie hängen Schwindel und Erbrechen zusammen?

Das Orientierungs-Gleichgewichtssystem hat zahlreiche Verbindungen zu anderen Strukturen und Nervenkernen im Gehirn, auch zu autonomen Zentren im Hirnstamm, besonders zu jenen, die auf reflektorische Weise Erbrechen auslösen können. Daher können Brechreiz, Übelkeit und Erbrechen im Zusammenhang mit sehr starken Schwindelbeschwerden auftreten. Ein klassisches Krankheitszeichen ist Erbrechen und Brechreiz bei Bewegungskrankheiten, insbesondere bei der Seekrankheit. Über den biologischen Sinn der reflektorischen Entleerung des Magens bei Schwindelbeschwerden kann nur spekuliert werden.

Verschiedene Schwindelerkrankungen

133. Durch welche Mittelohrerkrankungen kann Schwindel hervorgerufen werden?

Erkrankungen des Mittelohres verursachen dann Schwindelbeschwerden, wenn angrenzende Teile des Gleichgewichtsorgans in den Krankheitsprozess mit einbezogen sind. Dies geschieht vor allem bei der chronischen Mittelohrentzündung, wenn sich eine sogenannte Perlgeschwulst (Cholesteatom) gebildet hat. Sie zerstört nämlich langsam, aber stetig fortschreitend umliegende Knochenstrukturen. Der dem Mittelohr am nächsten liegende Anteil des Gleichgewichtsapparates ist der horizontale Bogengang. Er ist daher am häufigsten von Knochenabbau betroffen. Es entsteht eine Öffnung des Bogenganges zum Mittelohr hin mit Verlust von Innenohrflüssigkeit (Perilymphe). Die Folge ist heftiger Drehschwindel.

Mit einem einfachen Test lässt sich eine Fistel des horizontalen Bogenganges nachweisen. Wenn über einen Gummiballon, der fest auf den äußeren Gehörgang gesetzt wird, Druck ausgeübt wird, pflanzt sich dieser Überdruck direkt zum offenen Bogengang fort und führt dort zu einer unnatürlich starken Erregung. Der sofort auftretende Schwindel ist von heftigen, krankhaften Augenrucken (Nystagmen) in Richtung des gereizten Ohres begleitet (positives Fistelsymptom).

Andere Mittelohrerkrankungen wie die Otosklerose oder eine akute Mittelohrentzündung spielen als Ursache von Schwindelbeschwerden nur eine geringe Rolle.

134. Welche Beschwerden bewirkt eine Fistel im vorderen Bogengang?

Eine Fistelbildung im vorderen Bogengang des Gleichgewichtsorgans ist ein seit erst wenigen Jahren bekanntes Krankheitsbild, da es nur mit modernen bildgebenden Verfahren, in diesem Fall der hochauflösenden Computertomografie sicher zu diagnostizieren ist.

Der Patient bemerkt kürzer oder länger anhaltende Drehschwindelbeschwerden, wenn er hohen Schall-Lautstärken ausgesetzt ist. Der HNO-Arzt kann versuchen, den Schwindel zu provozieren, wenn er das betroffene Ohr gezielt beschallt. Dann treten zusätzlich zum Schwindel typische Augenrucke, Nystagmen, auf.

Der Nachweis einer Fistel im vorderen Bogengang erfolgt schließlich mit einer hochauflösenden Computertomografie, mit der sich der knöcherne Defekt sichtbar machen lässt.

Die Therapie der Wahl ist eine Abdeckung der Fistel im vorderen Bogengang, um wieder eine Abgrenzung zur Umgebung herzustellen. Dieser Eingriff kann nur von einem versierten Otochirurgen oder einem Neurochirurgen durchgeführt werden. Lehnt der Patient eine Operation ab, so sollte man ihn auf die Gefährdung durch hohe Lautstärken hinweisen, damit er dem Schwindel mit allen seinen möglichen Folgen aus dem Weg geht. Unterstützend kann auch ein Gleichgewichtstraining angewandt werden.

135. Gibt es angeborene Nystagmen?

Immer wieder fallen Menschen auf, die unwillkürliche Augenrucke aufweisen. Bei ihrem Anblick ist man irritiert und fragt sich, ob diese Menschen trotz der Augenunruhe scharf sehen können.

Bei dieser Form der Augenrucke handelt es sich um einen angeborenen Nystagmus (kongenitaler Fixationsnystagmus). Bei genauer Analyse ist festzustellen, dass er nicht die Form eines typischen Nystagmus hat, so wie er bei einer Störung des Gleichgewichtsorgans auftritt. Er hat nicht die Sägezahnform (Wechsel von langsamer und schneller Phase), sondern eher einen gleichmäßigen pendelförmigen Charakter. Auffallend ist, dass er sich beim Fixieren eines Blickzieles, meist zu einer bestimmten Seite des Fixationsziels hin, verstärkt, beim Blick zur anderen Seite abschwächt. Daher nehmen diese Kinder meist eine Kopfhaltung zu der Seite ein, in der die Augenrucke am schwächsten sind. Sie fallen durch einen Schiefhals auf, der aber nicht durch verkürzte oder verkrampfte Halsmuskeln bedingt ist, sondern durch die angeborenen Augenrucke.

Bemerkenswert ist, dass Kinder mit einem angeborenen Nystagmus diesen gar nicht bemerken, sogar normal lesen und schreiben können. Auch führt der angeborene Nystagmus nicht zu einer eingeschränkten Intelligenz.

Man nimmt an, dass die Ursache des angeborenen Nystagmus in einer Störung der Sehzentren im Gehirn liegt. Nicht selten ist er von anderen Sehstörungen begleitet.

136. Was versteht man unter einer „vestibulären Paroxysmie"?

Eine sehr seltene Schwindelform macht sich durch auffallend kurze, nur Sekunden andauernde Drehschwindelattacken bemerkbar. Sie sind nicht so eindeutig an Kopfbewegungen gekoppelt wie der gutartige Lagerungsschwindel, zeigen aber eine Beziehung zu bestimmten Kopfhaltungen. Der wichtigste Unterschied zum gutartigen Lagerungsschwindel besteht darin, dass bei den gezielten Lagerungsprüfungen weder ein Lagerungsschwindel noch ein Nystagmus auszulösen sind. Auch die übrigen Untersuchungen des Gleichgewichtssystems fallen unauffällig aus.

Bei computertomografischen Darstellungen vom Kleinhirn-brückenwinkel, einer Region, wo der Gleichgewichtsnerv den Gehörgang verlässt und in den Hirnstamm zieht, findet man bei diesen Patienten eine Gefäßschlinge, die sich in den inneren Gehörgang vorwölbt. Man vermutet daher, dass die Gefäßschlinge bei bestimmten Kopfbewegungen direkten Kontakt zum Gleich-gewichtsnerv bekommt. Dadurch können sich die Pulsationen dieses Blutgefäßes auf den Nerv übertragen und führen zu kurz andauernden Irritationen, die als Schwindelattacken empfunden werden.

Als Behandlung kommt einerseits die Einnahme von Carbamazepin infrage, einem Wirkstoff, der auch bei anderen krampfartig auftretenden Nervenbeschwerden wie beispielswei-se der Trigeminusneuralgie erfolgreich angewandt wird. Ande-rerseits besteht die Möglichkeit, durch eine Operation das Gefäß vom Nerv zu trennen und zwischen beide ein Kunststoffplättchen so zu platzieren, dass die Übertragung der Blutgefäßpulsationen verhindert wird.

137. Gibt es Schwindel bei internistischen Erkrankungen?

Ja. Die wohl häufigste Form des „internistischen Schwin-dels" ist der Ohnmachtschwindel. Er wird in typischer Weise als „Schwarzwerden vor den Augen", vor allem beim schnellen Aufstehen bemerkt. Ursache ist fast immer eine Kreislaufregu-lationsstörung. Die beim raschen Aufstehen stattfindende Blut-verschiebung führt bei unzureichender Regulation zu einer Min-derdurchblutung der Hirnzentren, die zur Ohnmacht führt. Der darauf folgende Sturz lässt sich durchaus als sinnvoll erscheinen-de Antwort des Körpers interpretieren, wird doch der gesamte Körper in eine horizontale Situation gebracht und damit die Durchblutung der Hirnzentren wieder hergestellt.

Auch Herzrhythmusstörungen können zu einer ungenügenden Durchblutung in den für die Orientierung und Gleichgewichtsregulation wichtigen Zentren führen. Dann kommt es nicht selten zu einem Sturz, einer „Synkope" mit kurzer Bewusstlosigkeit. Durch genaue Beschreibung ist es möglich, zwischen Schwindel im eigentlichen Sinne und Synkopen zu unterscheiden.

Eine andere internistische Schwindelursache stellt der Diabetes mellitus dar. Die Verschiebungen im Blutzuckerspiegel führen zu einem Schwäche- und Unsicherheitsgefühl, das der Patient als Schwindel bezeichnet.

138. Zählt Ohnmacht zu den Schwindelbeschwerden?

Von vielen Patienten wird über ein Schwindelgefühl geklagt, das sich bei näherer Befragung als Ohnmachtsgefühl herausstellt. Die typische Ohnmacht beginnt mit einem Schwarzwerden vor den Augen, das den Patienten zum Hinsetzen oder gar zum Hinlegen zwingt. In manchen Fällen kommt es zum Hinfallen mit einer kurzen Bewusstlosigkeit, die Sekunden oder wenige Minuten andauert. Die Ursache der Ohnmacht liegt meist in einer Regulationsstörung des Kreislaufes. Beim schnellen Aufstehen versagt der Mechanismus, genügend Blut in das Gehirn zu pumpen. Auf diese vorübergehende „Blutleere" reagiert dann das Gehirn mit Hinfallen. Dieses plötzliche Hinfallen oder die Stürze nennt man auch Synkopen.

Wenn solche Beschwerden von einem Patienten beklagt werden, ist eine weitere Abklärung durch den Hausarzt oder einen Internisten notwendig. Da sich auch manchmal Herzrhythmusstörungen, das unregelmäßige Schlagen des Herzens, als Ursache dahinter verbergen können, wird im Allgemeinen ein 24-Stunden-EKG durchgeführt werden müssen, um diese Störung aufzudecken.

139. Wie äußert sich der Schwindel beim Zuckerkranken?

Der Schwindel, der manchmal beim Diabetiker vorkommt, ist immer ein unsystematischer Schwindel, das heißt, er geht nicht mit Scheinbewegungen einher. Vielmehr ist es ein allgemeines Schwächegefühl, verbunden mit Taumeligkeit und Unsicherheit. Spontanzeichen einer Augenbewegungsstörung wie ein Nystagmus sind nicht vorhanden. Grundsätzlich kann ein Schwindelgefühl beim Diabetiker sowohl im Zustand der Unterzuckerung (Hypoglykämie) als auch im Zustand der Überzuckerung (Hyperglykämie) auftreten. Der erfahrene Diabetiker erkennt im Allgemeinen seinen Zustand und wird die notwendigen Gegenmaßnahmen ergreifen.

140. Kommt es bei Schwindel auch zu Bewusstlosigkeit?

Nur bei zwei Schwindelformen tritt auch Bewusstlosigkeit auf: beim Schwindel aus internistischen Ursachen (s. Frage 137) und beim Schwindel als Vorzeichen eines epileptischen Anfalls (s. Frage 118).

Wenn eine Störung im Herzkreislaufsystem zu einer Mangeldurchblutung bestimmter Gleichgewichtszentren geführt hat, kommt es zu Schwindel, der dann als Bewusstlosigkeit empfunden wird. Meist sind Herzrhythmusstörungen dafür verantwortlich.

Sehr selten tritt Schwindel als Vorbote eines epileptischen Krampfanfalles (Aura) auf. Hier muss eine ausführliche neurologische Untersuchung die Verdachtsdiagnose abklären. Dazu gehört immer ein sogenanntes Schlafentzugs-EEG (Messung der Hirnströme). Eine genaue Diagnostik ist schon deswegen wichtig, weil eine Epilepsie einer speziellen Behandlung bedarf (s. Frage 118).

Bewusstlosigkeit tritt im Zusammenhang mit Schwindelbeschwerden äußerst selten auf, bei Erkrankungen des Gleichgewichtssystems selbst nie.

141. Was versteht man unter einer Synkope?

Unter einer Synkope versteht man den kurzfristigen, anfallsartig auftretenden Verlust des Bewusstseins und des Muskeltonus, der zum Hinfallen führt. Meist liegt einer Synkope eine plötzlich auftretende Durchblutungsstörung zugrunde, sei es ein plötzlicher Blutdruckabfall beim schnellen Wechsel vom Liegen zum Stehen im Sinne einer Ohnmacht, sei es eine Durchblutungsstörung ausgelöst durch Herzrhythmusstörungen. Eine Synkope muss abgegrenzt werden gegen einen epileptischen Anfall (s. Frage 118).

142. Sind bei alten Menschen Schwindelbeschwerden häufiger?

Wie in allen Sinnessystemen so kommt es auch im Gleichgewichtssystem zu natürlichen Alterungsvorgängen. Sie äußern sich als Abnahme der Sinneszellen, Abnahme der Nervenfasern und Einlagerungen von Alterspigment in den Nervenzellen der Gleichgewichtszentren. Solange dies auf beiden Seiten in gleicher Weise erfolgt, ist lange Zeit nicht mit einem vermehrten Auftreten von Schwindelbeschwerden oder Gleichgewichtsstörungen zu rechnen. Entscheidend ist für das erfolgreiche Funktionieren des Gleichgewichtssystems, dass die Eingangssignale von beiden Seiten gleich sind.

Problematischer sind Alterungsvorgänge in den anderen an der Gleichgewichtsregulation beteiligten Systemen. Eine eingeschränkte Funktion der Körpereigenfühler, eingeschränkte Sehfähigkeit und nicht zuletzt die Einschränkungen der Informationsverarbeitung im zentralen Nervensystem führen zu Problemen. Sie äußern sich dann als „Schwindel" und Gleichgewichtsstörungen. Nicht selten sind Stürze die Folge. So geben zwei Drittel der Menschen über 80 Jahre an, an Schwindelgefühlen zu leiden. In diesen Fällen ist es wichtig, die verbliebenen Restfunktionen durch Übungsprogramme in Form zu halten, dabei kommt auch dem Gleichgewichtssystem im engeren Sinne eine herausragende Rolle zu.

Aus heutiger Sicht erscheint es wichtig, durch vorbeugende Maßnahmen (Training gegen Schwindel) das Sturzrisiko zu mindern.

143. Gibt es einen Altersschwindel?

Der Begriff Altersschwindel ist nicht klar definiert. Zunächst einmal werden darunter verschiedene Schwindelformen verstanden, die im höheren Lebensalter gehäuft vorkommen. Es handelt sich also nicht um ein bestimmtes Krankheitsbild.

Unter den Störungen im Alter, die das Gleichgewichtssystem im engeren Sinne betreffen, ist sicherlich der gutartige Lagerungsschwindel (s. Frage 96 ff) am häufigsten. Die Entstehungsgeschichte der freien Otolithenteilchen lässt sich in diesem Fall leicht erklären. Durch altersbedingte Abbauvorgänge am Halteapparat der Ohrsteinchen werden einige herausgelöst und können nun in das Bogengangssystem eindringen, wo sie bei Kopfbewegungen überstarke, unnatürliche Reize auslösen. Es gelten dieselben Gesetzmäßigkeiten wie für den Lagerungsschwindel. Mit gezielten Befreiungsmanövern lässt sich der Lagerungsschwindel im höheren Lebensalter ebenso erfolgreich beheben wie beim jungen Menschen.

Eine andere Betrachtungsweise des „Altersschwindel" hat sich durch neuere Erkenntnisse ergeben, die mit dem Videokopfimpulstest (s. Frage 26, 27) gewonnen wurden. Es hat sich nämlich gezeigt, dass bei Menschen im höheren Lebensalter der Kopfimpulstest häufig beidseits gestört ist, der Blickeinstellreflex nicht mehr ausreichend gut funktioniert. Diese Schwäche wird aber nicht als systematischer Schwindel mit Scheinbewegungen empfunden, sondern als ein Unsicherheitsgefühl, manchmal auch als Schwanken. Dieses „Schwindelgefühl" ist darauf zurückzuführen, dass kein Seitenunterschied zwischen dem rechten und dem linken Gleichgewichtsorgan besteht, sondern eben eine beidseitige Funktionseinbuße, die durch Alterungsvorgängen an den Sensoren verursacht wurde.

Zur Behandlung eignet sich vor allem das Sakkadentraining (s. Frage 56).

144. Welche Bedeutung haben Stürze im höheren Lebensalter?

Es ist bekannt, dass ältere Menschen häufig fallen und sich dabei ernsthaft verletzen können (z.B. Oberschenkelhalsbruch). Ausführliche Studien in Großbritannien haben ergeben, dass es einen Zusammenhang zwischen Sturzhäufigkeit und sinkender Lebenserwartung gibt. Selbst wenn in den meisten Fällen kein Schwindelgefühl im eigentlichen Sinne vorliegt, zeigen die Stürze eine mangelnde Koordination des Bewegungsapparates an, die unter anderem vom Gleichgewichtssystem geregelt wird.

Wie in anderen Organsystemen kommt es auch an den Strukturen des Gleichgewichtssystems zu Alterungsvorgängen. So verringert sich die Zahl der Sinneszellen im Gleichgewichtsapparat wie auch die der Nervenfasern. Diese Vorgänge allein sind aber nicht ausschlaggebend dafür, dass ein älterer Mensch häufiger stürzt. Es muss noch eine Störung der zentralen Informationsverarbeitung hinzukommen, die letztlich für die Stürze verantwortlich ist.

Die Vorbeugung und die Behandlung altersbedingter Einschränkungen im Orientierungs-Gleichgewichtssystem zielen darauf, die Koordination in den Gleichgewichtszentren durch funktionelle Belastungen mithilfe eines Übungsprogrammes zu stärken.

145. Kann man Stürzen im Alter vorbeugen?

Die Standsicherheit des Menschen wird durch ein Zusammenspiel verschiedener Faktoren garantiert: Knochenfestigkeit, Muskelkraft, vor allem aber durch die Sinnesorgane, die die jeweils aktuelle Körperposition erkennen und durch Reflexe dafür sorgen, dass auch bei Störungen – wie etwa bei einem glitschigen oder unebenen Boden – das Gleichgewicht gehalten werden kann. Alle aus der Peripherie von Sinnesorganen aufgenommenen Informationen müssen zentral im Gehirn verarbeitet werden und lösen dann Reflexbewegungen aus, die einen Sturz verhindern. Eine Störung bei einem oder mehreren dieser Faktoren führt zu einer Beeinträchtigung der Gleichgewichtsregulation und damit zu einem erhöhten Sturzrisiko.

Diesem Sturzrisiko, das durch altersbedingte Abbauvorgänge verstärkt wird, kann man durch verschiedene Maßnahmen vorbeugen. Schon einfache Empfehlungen wie Tragen von geeignetem Schuhwerk, also keine hohen Absätze, oder das Abtragen von Stolperschwellen im Wohnbereich, gehören dazu. Ein gezielteres Vorgehen besteht darin, durch Medikamente einer Osteoporose entgegenzuwirken und durch bestimmte Übungen die Muskelkraft zu stärken. Sportarten, die die Gleichgewichtskoordination trainieren, sind ebenso sinnvoll wie forciertes Spazierengehen, Schwimmen, Wandern und Fahrradfahren.

Um die Koordination der an der Standregulation beteiligten Sinnessysteme gezielt zu stärken, sind Übungen geeignet, die auch zur Behandlung von Gleichgewichtsstörungen und Schwindelbeschwerden (s. Frage 52 ff) eingesetzt werden.

146. Gibt es auch schon bei Kindern Schwindel?

Voraussetzung dafür ist, dass ein Kind über „Schwindel" klagen kann und dass es den Begriff „Schwindel" kennt. Nach eigenen Untersuchungen beginnt dies mit dem 3. Lebensjahr, ab dem 5. Lebensjahr ist jedem Kind das Wort Schwindel geläufig.

Wenn Kinder über Schwindel klagen, ist dies oft Ausdruck einer kindlichen Migräne. Dafür spricht einerseits, dass diese Kinder häufig aus Migräniker-Familien stammen, andererseits, dass sie gut auf Migränemittel ansprechen. Langzeitbeobachtungen haben gezeigt, dass sich bei diesen Kindern in späteren Jahren nicht selten eine echte Migräne ausbildet. Die Behandlung übernimmt meist der Kinderarzt. Gute Erfolge sind mit Migränemedikamenten zu erzielen.

Aber auch der gutartige Lagerungsschwindel (s. Frage 96 ff) kommt schon im Kindesalter vor, häufig als Folge einer Gehirnerschütterung. Wie beim Erwachsenen schaffen auch bei den Kindern Befreiungsmanöver schnelle und sichere Abhilfe.

147. Wie äußert sich ein von den Augen verursachter Schwindel?

Dem vom Sehorgan verursachten Schwindel (okulärer Schwindel) liegen Doppelbilder, Unscharfsehen oder auch Augenbewegungsstörungen zugrunde. Durch genaues Erfragen lässt sich ein okulärer Schwindel schnell feststellen.

Wegweisend für die Diagnose eines von den Augen ausgelösten Schwindels ist die Angabe, dass der Schwindel beim Schließen der Augen sofort verschwindet. Denn dabei wird der gestörte Sinneskanal geschlossen, Sinneskonflikte können also nicht entstehen.

Ein typisches Beispiel für den Augenschwindel ist auch eine neu angepasste Brille. An die nun korrigierte Sehschwäche müssen sich die Augen und auch das Gehirn erst gewöhnen. Das kann anfangs zu einer Unsicherheit führen, die von vielen Patienten als Schwindel bezeichnet wird. Ähnliches gilt für Gleitsichtbrillen.

148. Gibt es Viruserkrankungen, die zu Störungen des Gleichgewichtssystems führen?

Die wichtigste Viruserkrankung, die zu Schwindelbeschwerden führt, ist die Zostererkrankung des Ohres. Für das Zostervirus ist gesichert, dass es in Nervenfasern eindringen kann und dort einen Entzündungsvorgang in Gang setzt.

Die Zostererkrankung des Ohres ist seit Langem bekannt. Sie äußert sich unter den Zeichen eines plötzlichen Funktionsverlustes des Innenohres, manchmal ist der Gesichtsnerv in das Krankheitsgeschehen miteinbezogen. Wegweisend sind aber die häufig im Bereich der Ohrmuschel sichtbaren, schmerzhaften Bläschen, aus denen das Zostervirus isoliert werden kann. Obwohl also die Erkrankung am Hörgleichgewichtsnerv selbst abläuft, manchmal in Kombination mit dem Gesichtsnerv, sind die Zeichen dieser Viruserkrankung äußerlich sichtbar.

Das klinische Bild zeigt dieselben Symptome wie der einseitige Verlust des Gleichgewichtsorgans (s. Frage 44).

Neben der Behandlung der akuten Innenohrfunktionsstörung mit Kortison werden die Zosterbläschen zusätzlich mit einem Virostatikum (Aciclovir) behandelt. Gegebenenfalls müssen Schmerzmittel eingenommen werden.

149. Kann eine Borreliose zu Schwindelbeschwerden führen?

Die durch Borrelien verursachte Infektionskrankheit, die oft von Zecken übertragen wird, führt zu Schädigungen verschiedener Nerven, in seltenen Fällen auch zur Schädigung des Gleichgewichtsnervs.

Die Krankheitszeichen mit heftig einsetzendem Schwindel entsprechen denen eines akuten Ausfalls der Gleichgewichtsfunktion (s. Frage 44 ff), können aber auch in einen chronischen Schwindel übergehen.

Die spezifische Therapie besteht in der Gabe bestimmter Antibiotika. Die Störungen des Gleichgewichtssystems werden behandelt wie die akute Funktionsstörung des Gleichgewichtsnervs (s. Frage 49 ff).

150. Können Unfälle zu Schwindelbeschwerden führen?

Die häufigsten Unfälle, die zu Schwindelbeschwerden führen, sind Schädelverletzungen. Sie können unterschiedliche Strukturen des Gleichgewichtssystems schädigen.

Ist es bei einer Mittelohrverletzung zu einer Verkippung des Steigbügels in das Innenohr hinein gekommen, wird zwangsläufig der Gleichgewichtsapparat verletzt. Schon leichte Formen der Gehirnerschütterung, erst recht die schweren, sind durch eine Gewalteinwirkung ausgelöst, die sich auch auf das Gleichgewichtsorgan auswirkt. Dabei werden häufig Ohrsteinchen (Otolithen) aus ihrer Halterung gelöst und gelangen in das Bogengangssystem. Klinisch äußern sich diese Verletzungsfolgen dann als gutartiger Lagerungsschwindel (s. Frage 96 ff).

Wenn ein seitlicher Schädelbasisbruch zu einer Zerstörung des gesamten Labyrinthes oder einer Zerreißung des Gleichgewichtsnervs geführt hat, ergibt sich das Beschwerdebild des akuten Funktionsausfalls eines Gleichgewichtsorgans (s. Frage 44 ff). Er lässt sich am besten mit dem Übungsprogramm gegen Schwindel behandeln (s. Frage 50 ff).

In Fällen mit inkompletten Schädigungen durch Quetschungen oder ein Ödem (Flüssigkeitsansammlung mit Schwellung) am Gleichgewichtsnerv ist mit einer spontanen Erholung der Gleichgewichtsfunktion zu rechnen. Schwere Schädelverletzungen haben häufig Schwindelbeschwerden zur Folge, die sich weniger als gerichtete Drehschwindelbeschwerden, sondern vielmehr als Gangunsicherheit, Taumeligkeit und Fallneigung bemerkbar machen.

151. Welche Verletzungen können bei Schwindelanfällen auftreten?

Bei allen Schwindelformen, die vom Gleichgewichtssystem ausgehen, ist mit Stürzen zu rechnen, die dann meist zu Verletzungen im Kopfbereich führen. Daher ist jedem Schwindelkranken anzuraten, wenn er den Schwindel kommen spürt, eine sichere Position einzunehmen. Er soll sich hinsetzen oder hinlegen. Da Bewusstlosigkeit bei Gleichgewichtsstörungen im Allgemeinen nicht auftritt, kann der Patient angemessen reagieren.

Interessant ist, dass Patienten mit einem psychogenen Schwindel (s. Frage 152) zwar über Schwanken klagen, aber nie hinfallen. Offensichtlich bewahrt sie ein Selbstschutzmechanismus vor Stürzen.

152. Wie äußert sich der Angstschwindel (phobischer Schwindel)?

Charakteristisch für den phobischen Schwindel ist, dass er in angsterlebten Situationen auftritt. Dabei muss das Angstgefühl dem Patienten nicht unbedingt bewusst werden. Meistens sind es aber immer wieder dieselben Situationen, in denen es zu Schwindel kommt. So klagen manche Menschen immer beim Betreten eines Supermarktes über Schwindelzustände, andere immer beim Betreten des Zimmers ihres Vorgesetzten.

Nur ausnahmsweise handelt es sich um einen systematischen Schwindel, also Schwindel mit Scheinbewegungen. Vielmehr wird meist ein ungerichteter Schwankschwindel angegeben.

Hervorzuheben ist, dass die Untersuchungen des Gleichgewichtssystems alle normal ausfallen.

Nicht selten verbleibt ein Angstschwindel nach einem ursprünglich organisch verursachten Schwindel, für den eine Störung im vestibulären System nicht mehr zu objektivieren ist, da es zu einer Kompensation gekommen ist.

Solange noch objektiv fassbare Zeichen einer organischen Störung bestehen, ist die Diagnose eines Angstschwindels (phobischer Schwindel) nicht gerechtfertigt. Vielmehr handelt es sich um eine phobische Begleitkomponente bei organischen Störungen im Gleichgewichtssystem.

153. Ist eine Psychotherapie bei Schwindelerkrankungen nötig?

Zunächst einmal liegt den meisten von Schwindel begleiteten Krankheiten eine organische Ursache zugrunde, auf die auch die Therapie abgestellt ist. In manchen Fällen verbindet sich mit dem Schwindelgefühl auch ein Angstgefühl. Dies wird verständlich, wenn man bedenkt, dass Schwindel einen Verlust der räumlichen Orientierung darstellt, der zu Panikgefühlen führen kann.

Leider bleibt bei einigen Menschen die Angst bestehen, auch wenn die organische Störung längst behoben oder kompensiert ist. In solchen Fällen kommt eine Psychotherapie als Behandlung infrage.

In jedem Fall ist eine Psychotherapie angezeigt, wenn ein rein psychogener (phobischer) Schwindel ohne organische Ursache vorliegt.

Reichen einfache Maßnahmen wie gründliche Aufklärung über das Krankheitsgeschehen oder Konditionieren (Gewöhnen an die schwindelerzeugende Situation) nicht aus, sollte ein Psychotherapeut oder ein Psychiater die Behandlung übernehmen.

154. Was versteht man unter Reisekrankheit?

Reisekrankheiten sind keine Krankheiten im Sinne des Wortes, vielmehr ist ihre Entstehung an gesunde Sinnesorgane geknüpft. Unter dem Begriff Reisekrankheit sind alle die Beschwerden zusammengefasst, die bei Reisen in verschiedenen Transportmitteln auftreten können, beispielsweise beim Autofahren oder Fliegen. Man spricht auch von Bewegungskrankheiten. Ebenso gehört die Seekrankheit zu den Reisekrankheiten, sie wird gesondert beschrieben (s. Frage 155). Gemeinsam ist den verschiedenen Bewegungskrankheiten, dass sie sich mit einem eher unbestimmten Schwindelgefühl äußern, das als „Nausea" bezeichnet wird. Hinzu kommen Brechreiz oder Erbrechen, Kaltschweißigkeit und Blutdruckabfall.

Der Mechanismus, der zu den Zeichen der Reisekrankheit führt, ist grundsätzlich gleich. Er besteht in einer Konfliktreizung verschiedener Sinnesorgane. Während sich im Normalfall die Informationen aus den verschiedenen Sinnesorganen, die über Stellung und Bewegung des Kopfes im Raum informieren, entsprechen, also die Meldungen aus Gleichgewichtsapparat, Augen und Halswirbelsäule, ist dies bei Bewegungskrankheiten nicht der Fall. Ein solcher Konflikt entsteht beispielsweise beim Lesen im fahrenden Auto. Das Auge erfasst dann die tatsächliche Geschwindigkeit der vorbeifliegenden Landschaft nicht, während das Gleichgewichtsorgan die Bewegungen aufnimmt.

Für die Behandlung genügt es in den meisten Fällen, auf diese Mechanismen hinzuweisen, damit der Reisende sein Verhalten darauf ausrichtet.

Die häufig empfohlenen „Reisemittel" enthalten immer dämpfende Substanzen als Inhaltsstoffe mit den bekannten Nebenwirkungen, an erster Stelle Müdigkeit. Sie sind damit für den Fahrzeuglenker gefährlich.

155. Wie entsteht die Seekrankheit?

Die Seekrankheit ist eine Sonderform der Bewegungskrankheiten, denen ein gemeinsames Entstehungsprinzip zugrunde liegt, nämlich eine Konfliktreizung verschiedener Sinnesorgane (s. Frage 154).

So liefern beispielsweise die Augen einem Schiffspassagier in seiner Kabine beim Schlingern weniger Informationen über die tatsächlich ablaufenden Bewegungen des Schiffes als der Innenohrgleichgewichtsapparat. Die im Gehirn einlaufenden Meldungen über die tatsächlich ablaufenden Schiffsbewegungen sind nicht deckungsgleich. Diesen Widerspruch im System der Raumorientierung bezeichnet der Mensch als Schwindel. Aus dieser Erklärung wird deutlich, dass auch die Entstehung der Seekrankheit intakte Sinnesorgane voraussetzt. Es handelt sich also nicht um eine Krankheit im eigentlichen Sinne. Tatsächlich lassen sich bei jedem Gesunden unter entsprechenden Reizbedingungen die Zeichen der Seekrankheit auslösen.

Andererseits können Menschen, bei denen ein beidseitiger Verlust des Gleichgewichtsapparates vorliegt, nicht seekrank werden, da ihnen ja eines der Sinnesorgane, die erst einen Sinneskonflikt möglich machen, fehlt.

156. Wie kann man die Seekrankheit behandeln oder ihr vorbeugen?

Die beste Vorbeugung vor der Seekrankheit ist die Gewöhnung an die bei der Seefahrt auftretenden Reize und Sinneskonflikte. Eine uralte menschliche Erfahrung lehrt uns, dass Seeleute umso weniger seekrank werden, je häufiger und länger sie zur See fahren. Diese Tatsache belegt, dass sich das Gleichgewichtssystem an bestimmte Belastungen gewöhnen kann. Diese Erkenntnis hat zur Entwicklung von Übungsprogrammen gegen Schwindel bei Patienten geführt (s. Frage 50), deren Gleichgewichtssystem nur eingeschränkt funktioniert.

Die medikamentöse Behandlung ist nicht ganz so erfolgreich. Dämpfende Stoffe wie Vomex A® (Dramamin) können zwar kurzfristig helfen, haben aber den Nachteil, meist auch mit Müdigkeit verbunden zu sein. Weniger gilt dies für das Scopolamin-Pflaster (Scopoderm®), für das über gute Erfahrungen im Einsatz gegen die Seekrankheit berichtet wurde. Noch besser belegt ist der Effekt der Ingwerwurzel, ohne dass der Wirkmechanismus im Einzelnen aufgeklärt ist.

Darüber hinaus ist Schiffsreisenden zu empfehlen, sich vom Schiffsdeck aus nahe am Schiff gelegene Bezugspunkte für das

Auge zu suchen, um möglichst einander entsprechende Sinnesinformationen zu bekommen, die eine adäquate Orientierung im Raum ermöglichen.

157. Was versteht man unter Raumfahrerkrankheit?

Die Raumfahrerkrankheit ist ebenfalls eine Sonderform der Bewegungskrankheiten. Auch hier besteht die Ursache in einem Sinneskonflikt.

Wenn sich ein Raumfahrer im Weltraum aufhält, so wird seinem Gleichgewichtsapparat im Zustand der Schwerelosigkeit ein wichtiger Reiz, nämlich die Erdanziehungskraft, genommen, der er auf der Erde immer ausgesetzt war. Sie stellt einen Dauerreiz für den Ohrsteinchenapparat dar. Dieses plötzliche Fehlen eines gewohnten Reizes führt zu einem Sinneskonflikt, der vom Menschen mit starkem Schwindelgefühl und allen anderen Zeichen der Bewegungskrankheit beantwortet wird. Trotz vorbereitender Maßnahmen auf der Erde durch Astronautentraining und Einnahme bestimmter Medikamente gelingt es nicht, diesen Zustand, der Stunden bis Tage anhalten kann, sicher zu vermeiden. Erst nach einiger Zeit gewöhnen sich die Raumfahrer an diesen Zustand, sodass sie ihren Aufgaben während des Raumfluges nachkommen können.

158. Welche Ursachen hat der Höhenschwindel?

Viele ansonsten gesunde Menschen bekommen ein Schwindelgefühl, wenn sie sich in großen Höhen aufhalten, sei es auf einem Berggipfel oder auf einem hohen Kirchturm.

Sicherlich ist ein Teil des Höhenschwindels auf ein bewusstes oder unbewusstes Angstgefühl zurückzuführen. Es gibt aber noch eine andere Komponente, die sich aus der natürlichen Funktionsweise des Gleichgewichtssystems ergibt.

Während bei normaler Umgebung die vom Auge und Gleichgewichtsorgan aufgenommenen Informationen einander entsprechen, die räumliche Umgebung also adäquat erkannt wird, ist dies in großen Höhen nicht der Fall. Wenn nämlich Blickziele vom Auge zu weit entfernt sind, kann das Auge keine Informationen mehr über die minimalen Bewegungen des Körpers liefern, die durch Atmung und Herzschlag entstehen, obwohl das Gleichgewichtsorgan weiterhin die feinen Kopf- und Körperbewegungen registriert. Es entsteht schließlich ein Sinneskonflikt, der vom Menschen als Schwindel bezeichnet wird.

Der Höhenschwindel ist also eine Kombination einer angstbetonten Komponente und einer Verrechnungsstörung der Informationen von Auge und Gleichgewichtsorgan.

Therapeutisch empfiehlt sich vor allem die Aufklärung über diese Sachzusammenhänge, zum anderen die Empfehlung für höhenschwindelempfindliche Menschen, eine sichere Position einzunehmen, die einen Sturz verhindert.

159. Können Veränderungen an der Halswirbelsäule Ursache für Schwindelbeschwerden sein?

Die Rolle der Halswirbelsäule in der Entstehung von Schwindelbeschwerden ist umstritten.

Ausgangspunkt dafür, der Halswirbelsäule einen wichtigen Platz unter den Ursachen für Schwindelbeschwerden einzuräumen, war die an sich richtige Beobachtung, dass viele Patienten bei Kopfbewegungen, bei denen die Halswirbelsäule aktiv eingesetzt wird, über Schwindel klagen. Als dann bekannt wurde, dass es tatsächlich Nervenverbindungen von Fühlorganen der Halswirbelsäule zu den Zentren für das Gleichgewicht im Hirnstamm gibt, wurde das Konzept des Halswirbelsäulenschwindels entwickelt. Es ist jedoch nach heutiger Erkenntnis falsch.

Gegen das Konzept des Halswirbelsäulenschwindels spricht vor allem, dass es kein objektives Verfahren gibt, mit dem man einen von der Halswirbelsäule verursachten Schwindel nachweisen kann. Vielmehr sind es subjektiv erfasste Tastbefunde an Hals und Nacken, die je nach Untersucher zu unterschiedlichen Befunden und Diagnosen führen.

Schon die Beschreibung der Schwindelbeschwerden, die von der Halswirbelsäule stammen sollen, ist unklar. Für die Halswirbelsäule typische Schwindelbeschwerden können nicht eindeutig definiert werden. Eigentlich müssten es Scheinbewegungen sein, bei denen sich der Kopf gegenüber dem Rumpf oder der Rumpf gegenüber dem Kopf bewegt. Dies wird aber von Patienten niemals beschrieben.

Eine Zeitlang wurde das Auftreten bestimmter Augenrucke (Nystagmen) während Körperdrehungen bei fixiertem Kopf als Beweis für das Vorliegen eines sogenannten Halswirbelsäulenschwindels angesehen. Da inzwischen bekannt ist, dass dieses Phänomen auch bei Gesunden vorkommt, ist es als Beweis für einen Halswirbelsäulenschwindel nicht geeignet.

Bildgebende Verfahren wie Röntgen oder Computertomografie können keinen Beitrag zur Diagnose eines sogenannten Halswirbelsäulenschwindels leisten. Denn es gibt massive, röntgenologisch fassbare Veränderungen der Halswirbelsäule, die aber nicht mit Schwindelbeschwerden einhergehen.

Das Argument, dass es Nervenfaserverbindungen von den Fühlorganen der Halswirbelsäule zu den Gleichgewichtszentren gibt, reicht allein nicht zur Erklärung aus, da dabei nicht berücksichtigt wird, dass diese Faserverbindungen zahlenmäßig viel schwächer sind als andere im Gleichgewichtzentrum einlaufende Nervenbahnen. Es bleibt unverständlich, dass eine Störung beim schwächsten Partner dieses Zusammenspiels zu Störungen führen soll.

Interessant ist auch, dass die nordamerikanische Bevölkerung (500 Millionen Menschen) den Begriff Halswirbelsäulenschwindel ebenso wenig kennt wie die dortigen Ärzte.

Den meisten früher als Halswirbelsäulenschwindel bezeichneten Schwindelformen lag wohl in Wirklichkeit ein nicht erkannter, gutartiger Lagerungsschwindel zugrunde. Dafür sprechen auch die glaubhaft berichteten therapeutischen Erfolge durch ruckartige Kopfbewegungen, die aus heutiger Sicht ein Befreiungsmanöver darstellen (s. Frage 96).

Medikamente, Genussmittel und Schwindel

160. Welche Medikamente werden bei Schwindelbeschwerden eingesetzt?

In der Akutbehandlung von Schwindelerkrankungen, wenn es um die Unterdrückung der Schwindelbeschwerden geht, werden dämpfende Substanzen eingesetzt (s. Frage 49). Nach dieser Phase, die möglichst kurz gehalten werden soll, kann man die Therapie mit Medikamenten weiterführen, die entweder der Vorbeugung bestimmter Schwindelerkrankungen dienen oder hirnstoffwechselsteigernde Wirkungen haben (s. Frage 63).

Kortison wird bei den Erkrankungen angewandt, bei denen eine entzündliche Ursache nachgewiesen ist oder vermutet wird.

Mit durchblutungsfördernden Medikamenten wie HAES, Trental® oder Ginkgo-biloba-Extrakt (Tebonin®) behandelt man unter dem Gesichtspunkt, dem geschädigten Gleichgewichtsorgan vermehrt Sauerstoff zukommen zu lassen, auch wenn eine Durchblutungsstörung als Ursache nicht angenommen wird.

Ansonsten werden bei bestimmten Krankheiten Wirkstoffe eingesetzt, die die Grunderkrankung beeinflussen sollen.

161. Wie wird die Wirksamkeit von schwindeldämpfenden Medikamenten geprüft?

Wie für jedes andere Medikament muss auch bei schwindeldämpfenden Medikamenten sichergestellt sein, dass die beobachtete Wirkung nicht einen Placeboeffekt, eine Scheinheilung, darstellt. Dies kann nur durch einen sogenannten Doppelblindversuch erreicht werden, bei dem ein Teil der untersuchten Patienten den zu untersuchenden Wirkstoff, ein anderer Teil ein Placebo (Scheinmedikament) erhält. Weder Patient noch Arzt wissen zunächst, ob der Patient den Wirkstoff oder ein Scheinmedikament bekommen hat. Erst am Ende der Studie wird aufgedeckt, wer mit Wirkstoff behandelt wurde und wer nicht.

Wenn es um die Behandlung von Schwindelerkrankungen geht, werden in solchen Studien neben den Schwindelbeschwerden objektive Zeichen wie Nystagmusreaktionen videookulografisch und auch Körperschwankungen mit der Posturografie erfasst.

Durch bestimmte Reize lassen sich bei jedem Menschen Schwindelbeschwerden hervorrufen (s. Frage 5), sodass man manche Medikamente auch experimentell prüfen kann, wie dies in der Vorbereitung auf Weltraumflüge geschehen ist. Auch diese Untersuchungen müssen nach dem Doppelblindschema durchgeführt werden. Die einfache Schilderung der Patientenbeschwerden nach offener Gabe des Medikamentes im Sinne eines Erfahrungsberichtes reicht für den Wirksamkeitsnachweis nicht aus.

162. Was ist ein Placebo?

Unter einem Placebo versteht man ein Scheinmedikament. Damit meint man Tabletten, Pillen, Injektionslösungen oder Zäpfchen, die keinen Wirkstoff enthalten.

Auch nach Placebogabe lassen sich Erfolge feststellen, die auf einen suggestiven Effekt, aber auch auf Selbstheilungsmechanismen zurückzuführen sind. Daher müssen Stoffe, die für sich eine klinische Wirksamkeit beanspruchen, immer gegen ein Placebo getestet werden, bevor der Inhaltsstoff als wirksames Medikament anerkannt werden kann.

Die Placeboproblematik betrifft auch Medikamente, die gegen Schwindelbeschwerden eingesetzt werden. Gerade wenn es um ein subjektives Beschwerdebild geht, das noch dazu eine ausgeprägte Selbstheilungstendenz besitzt, ist die Gefahr groß, dass ein Placeboeffekt für die Wirkung der Substanz gehalten wird. Es muss sichergestellt werden, dass es sich bei einer Besserung der Beschwerden um einen medikamentösen Effekt und nicht um einen Placeboeffekt handelt. Eine auf dem Gegenseitigkeitsprinzip aufbauende Gesellschaftsordnung wird nicht bereit sein, eine Behandlung mit Scheinmedikamenten über Versicherungen zu finanzieren.

163. Brauchen wir neue Medikamente in der Behandlung von Schwindelbeschwerden?

Für viele Schwindelbeschwerden/-erkrankungen ist eine medikamentöse Behandlung überhaupt nicht oder nur kurzzeitig angezeigt. Für einige Krankheiten, wie für die Menièresche Krankheit, wünscht man sich neue Medikamente mit noch besserer Wirksamkeit.

Während beim gutartigen Lagerungsschwindel (s. Frage 96 ff) eine medikamentöse Behandlung nicht infrage kommt, ist bei Schwindelbeschwerden, die auf einen akuten Ausfall eines Gleichgewichtsorganes zurückzuführen sind, und bei der Menièreschen Erkrankung in der Anfallsphase eine Unterdrückung der Schwindelbeschwerden erforderlich. Dazu stehen wirkungsvolle Medikamente (s. Frage 49) zur Verfügung.

Zur Unterstützung einer Übungsbehandlung (s. Frage 63) empfiehlt es sich, kompensationsfördernde Substanzen wie den standardisierten Ginkgo-biloba-Spezialextrakt (Tebonin®) einzusetzen.

164. Ist mit Wechselwirkungen von schwindeldämpfenden Medikamenten mit anderen Medikamenten zu rechnen?

Da praktisch alle schwindeldämpfenden Medikamente mit einer allgemeinen Dämpfung des Wachheitsgrades und der Aufmerksamkeit verknüpft sind, muss man damit rechnen, dass sich diese Effekte durch andere Medikamente verstärken. Dazu zählen in erster Linie Schlafmittel und bestimmte Psychopharmaka.

Diese für jeden Straßenverkehrsteilnehmer so wichtigen Gesichtspunkte müssen immer berücksichtigt werden.

Besonders muss auch auf mögliche Wechselwirkungen mit Alkohol hingewiesen werden. Selbst wenn Alkohol nicht als Medikament einzustufen ist, muss wegen des häufigen Genusses vor unerwarteten potenzierenden Effekten gewarnt werden. Der durch kleine Alkoholmengen erzielte anregende Effekt kann bei weiterer Zufuhr schnell in seine dämpfende Wirkung umschlagen. Für den Schwindelkranken bricht dann die Gleichgewichtsregulation und damit der labile, durch Training erworbene Erholungszustand zusammen. Es verschlechtern sich nicht nur eklatant die subjektiven Beschwerden, sondern auch objektive Zeichen wie krankhafte Augenrucke (Nystagmen) und schwere Stand- und Gangunsicherheiten werden sichtbar.

165. Gibt es chemische Stoffe, die das Gleichgewichtsorgan im Innenohr zerstören können?

Von mehreren chemischen Stoffen ist bekannt, dass sie die feinen Sinneszellen des Gleichgewichtsapparates im Innenohr zerstören. Die wichtigste Rolle spielen zum einen bestimmte Antibiotika (Aminoglykoside), zum anderen zellabtötende Stoffe (Zytostatika).

Die erwähnten Antibiotika sind sehr wirksame Medikamente gegen gefährliche Infektionen. Ihre Anwendung ist bei bestimmten Formen der Tuberkulose, aber auch bei schweren Herz- und Lungenerkrankungen lebensrettend. Daher muss das Risiko im Einzelfall abgewogen werden. Da die Dosen, bei denen mit einer zerstörenden Wirkung zu rechnen ist, bekannt sind, lässt sich das Risiko der Nebenwirkungen eingrenzen.

Zytostatika werden im Rahmen einer Chemotherapie zur Behandlung von bösartigen Geschwülsten eingesetzt. Auch hier müssen Behandlungsziele und Nebenwirkungen vernünftig gegeneinander abgewogen werden.

166. Können Medikamente Schwindelbeschwerden auslösen?

Bei der Einnahme zahlreicher Medikamente kann Schwindel als Nebenwirkung auftreten. Man unterscheidet zwei Gruppen von schädigenden Medikamenten, die auf das Gleichgewichtssystem einwirken: Die eine Gruppe setzt Schäden an den Sinneszellen des Innenohrgleichgewichtsapparates (Vestibularapparat) und beeinträchtigt damit die Informationsaufnahme, die andere Gruppe greift an den Gleichgewichtszentren an und stört auf diese Weise die Informationsverarbeitung.

Bei einem großen Teil der im Handel befindlichen Medikamente ist Schwindel eine mögliche Nebenwirkung. Dieser Schwindel erklärt sich meist nicht durch eine spezifische Wirkung auf das Innenohrgleichgewichtsorgan, sondern durch Angriffspunkte an den Zentren der räumlichen Wahrnehmung. Der Patient, der an einer Störung im Gleichgewichtssystem leidet, muss dämpfende Substanzen meiden, da die dämpfenden Effekte sich auch auf die im Hirnstamm gelegenen Gleichgewichtszentren auswirken. Zu diesen Medikamenten zählen neben Beruhigungs- und Schlafmitteln auch andere Psychopharmaka, die teilweise leichtfertig und unkontrolliert eingenommen werden. Dadurch können sich bereits gut kompensierte Schwindelerkrankungen wieder verschlechtern.

Unter den Medikamenten, die ihren Angriffspunkt an den Zentren des Gleichgewichtssystems haben, sind vor allem Schlaf- und Beruhigungsmittel, aber auch bestimmte Antiepileptika und Antirheumatika zu nennen.

167. Wie erkennt man, ob ein Medikament dämpft oder dämpfende Begleitwirkungen hat?

Medikamente mit dämpfender Wirkung haben negative Auswirkungen auf die Funktionen des Gleichgewichtssystems. Dies gilt besonders für Patienten mit einer Schwindelerkrankung, da erst ein ausgeglichenes kompensiertes System die Voraussetzungen für eine Heilung liefert. Daher sollen Medikamente mit dämpfenden Begleitwirkungen nicht bei Schwindelpatienten angewandt werden. Häufig ist dies aber nur schwer zu erkennen. Bei Beruhigungsmitteln oder Schlafmitteln ist der ruhigstellende Effekt ja das Wirkprinzip. Es gibt aber eine Reihe von Medikamenten, bei denen die dämpfende Wirkung nicht so eindeutig aus dem Beipackzettel hervorgeht. Um aber Haftungsansprüchen zu entgegnen, werden Umschreibungen mit Hinweisen auf ein eingeschränktes Reaktionsvermögen oder Warnungen benutzt, dass beispielsweise Arbeiten an schnell laufenden Maschinen nicht durchgeführt werden sollen.

Der Patient mit einer Erkrankung des Gleichgewichtssystems sollte sich auch selbst beobachten, ob bestimmte Medikamente seine Beschwerden verstärken.

168. Wie beeinflussen Drogen das Gleichgewichtssystem?

Bewusstseinsverändernde Drogen führen zu Halluzinationen, die auch die räumliche Orientierung betreffen. Daran ist das visuelle System mehr beteiligt als das Gleichgewichtssystem. Dennoch besteht die Gefahr, dass während eines „Trips" bei sonst Gesunden, verstärkt aber bei Schwindelkranken, Reaktionen auftreten, die zu einem völligen Verlust der Gleichgewichtsregulation und der Orientierung führen. Die Folgen sind gefährliche, unkontrollierte Stürze.

169. Haben Narkosen Einfluss auf Schwindelerkrankungen?

Schwindelerkrankungen – gleich welcher Ursache – werden durch eine Narkose oder auch durch wiederholte Narkosen nicht beeinflusst.

Die Schwindelbeschwerden selbst werden während der Narkose völlig unterdrückt. Deswegen setzt man manche Narkosemittel wie Neuroleptika gerne ein, natürlich in geringerer Dosierung, wenn ein heftiger, mit schwerem Leidensdruck einhergehender Schwindel durchbrochen werden soll.

Ebenfalls wirken sich Mittel, die zur örtlichen Betäubung angewandt werden, nicht auf Schwindelbeschwerden aus.

170. Wie wirkt Alkohol auf das Gleichgewichtssystem?

Alkohol kann über verschiedene Mechanismen das Gleichgewichtssystem beeinflussen. Zum einen führt die Aufnahme von Alkohol als der spezifisch leichteren Substanz in die Innenohrflüssigkeit (Endolymphe) zu krankhaften Erregungsvorgängen. Es kommt zu einer langanhaltenden Abscherung der Sinneshaare (s. Frage 14), die einer Dauererregung entspricht und als Schwindel empfunden wird. Zum anderen dämpfen größere Mengen Alkohol die Aktivität zentraler Schaltstationen im Orientierungs-Gleichgewichtssystem. Daher werden Regulationsvorgänge in diesen sehr empfindlichen und störungsanfälligen Schaltzentren beeinträchtigt, was sich als Schwindel und Unsicherheit äußert.

171. Wie soll der Schwindelkranke mit den Genussgiften Alkohol, Nikotin und Koffein umgehen?

Alkohol, das am weitesten verbreitete Genussgift, hat eine doppelte Wirkung auf das Gleichgewichtssystem des Schwindelkranken. Während kleine Mengen, aber eben nur kleine Mengen, die Erholungsvorgänge im Hirnstamm günstig beeinflussen, führen schon mittlere und größere Alkoholmengen zu einer Verschlechterung bereits erreichter Kompensationsleistungen, in schlimmen Fällen zu einem völligen Zusammenbruch der Gleichgewichtsregulation und der Orientierung im Raum. Es ist die Pflicht des Arztes, auf diese Zusammenhänge hinzuweisen.

Auch schon der Gesunde erlebt die Wirkung größerer Alkoholmengen als Schwindel mit unangenehmen Begleiterscheinungen wie Übelkeit und Erbrechen.

Abgesehen von den allgemein schädigenden Wirkungen des Nikotins auf den Organismus sind für das Gleichgewichtssystem keine spezifischen Auswirkungen bekannt. Zu bedenken ist allerdings, dass sich der gefäßverengende Effekt des Nikotins natürlich auch auf die sehr feinen Innenohrblutgefäße auswirkt und damit an den Sinneszellen und den Gleichgewichtszentren wirksam wird.

Anders verhält es sich mit der Aufnahme von Koffein aus Tee oder Kaffee. Da Koffein zentral stimulierende Eigenschaften besitzt, kommt dieser Effekt auch den Gleichgewichtszentren zugute, sodass er die Kompensationsvorgänge bei Schwindelkranken unterstützt. Daher ist gegen den mäßigen Genuss von Kaffee und Tee nichts einzuwenden.

Psychosoziale Fragen

172. Kommt Schwindelbeschwerden eine volkswirtschaftliche Bedeutung zu?

Da Schwindel eine der am häufigsten beim Arzt geklagten Beschwerden ist, muss man damit rechnen, dass es deswegen auch häufig zu Krankschreibungen kommt. Damit entstehen Ausfälle mit Kosten in Millionenhöhe. Mit einer vollständigen Invalidität ist heutzutage wegen der sehr erfolgreichen Behandlungsmöglichkeiten kaum zu rechnen.

Anders verhält es sich, wenn die Berufsausübung durch die Schwindelbeschwerden eingeschränkt oder unmöglich wird. Dazu gehören alle Fahrberufe, Arbeiten an schnell laufenden Maschinen und sturzgefährdete Tätigkeiten. Oft sind Spezialgutachten nötig, um die Frage nach einer Berufsausübung zu beantworten. Nicht selten besteht die einzige Lösung des Problems in einer Umschulung in einen Beruf, der auch von Menschen mit gelegentlich auftretenden Schwindelbeschwerden ausgeübt werden kann.

173. Sind Schwindelbeschwerden abhängig vom Wachheitsgrad?

Das komplizierte und fein abgestimmte Regulationssystem für Orientierung und Gleichgewicht funktioniert am besten, wenn seine Zentren aktiv sind, wie es im Wachzustand der Fall ist. Bei Müdigkeit und Schläfrigkeit wird die Nerventätigkeit nicht mehr so gut kontrolliert, die Feinabstimmung ist gestört.

Diese Zusammenhänge gewinnen für den Schwindelkranken besondere Bedeutung, weil sein Regulationssystem extrem störanfällig ist. Bei reduzierter Aufmerksamkeit kann als Folge wieder Schwindel auftreten, der meist mit Körperschwankungen und Unsicherheit verbunden ist. Deswegen ist besonders den Schwindelkranken zu empfehlen, alles zu unterlassen, was die Wachheit und Aufmerksamkeit beeinträchtigen könnte. Durch leicht anregende Getränke wie Kaffee oder Tee hingegen können die Gleichgewichtszentren in ihrer Aktivität gesteigert werden.

174. Kann man durch Schwindelbeschwerden aus dem Schlaf geweckt werden?

Tatsächlich gibt es Schwindelerkrankungen, die sich auch im Schlaf bemerkbar machen und zum Aufwachen führen können.

Nicht selten geschieht es, dass ein gutartiger Lagerungsschwindel durch das Umdrehen im Bett, wie es im Schlaf mehrfach vorkommt, ausgelöst wird. Ist er sehr heftig, kann man davon aufwachen.

Auch ein Menière-Anfall überrascht den Patienten im Schlaf. Dann ist der Schwindel allerdings so stark, dass der Schlaf des Patienten unterbrochen wird. Die Unterscheidung zwischen gutartigem Lagerungsschwindel und einem Schwindelanfall bei der Menièreschen Krankheit ist einfach, da der Lagerungsschwindel nur Sekunden, ein Menière-Anfall Minuten bis Stunden anhält.

Nicht so sehr bekannt ist, dass auch der Angstschwindel zum Erwachen aus dem Schlaf führen kann. Steht zunächst beim Wachwerden das Schwindelgefühl im Vordergrund, stellt sich aber bald danach ein unbestimmtes Angstgefühl ein, das nur langsam abklingt.

Die Schilderung, unter welchen Umständen der Schwindel nachts auftrat, ist für den behandelnden Arzt wichtig, weil er daraus Rückschlüsse auf die möglichen Ursachen ziehen kann.

175. Kommt Schwindel in Träumen vor und welche Bedeutung hat das?

Auch in Träumen kann Schwindel vorkommen und sogar zum Aufwachen führen. Nicht selten macht sich der gutartige Lagerungsschwindel so bemerkbar, auch ein Menière-Anfall. Eine Bedeutung hat Schwindel, der im Traum erlebt wird, nach wissenschaftlichen Erkenntnissen nicht. In zahlreichen Büchern mit sehr unterschiedlichen Methoden der Traumdeutung werden verschiedene Bedeutungen angegeben, die keine nachvollziehbare Grundlage haben.

176. Wird die Lebenserwartung durch Schwindelbeschwerden eingeschränkt?

Die Lebenserwartung wird durch keine Erkrankung, die mit Schwindelbeschwerden einhergeht, eingeschränkt.

Selbst beim Tumor des Gleichgewichtsnervs, dem Vestibularisschwannom, ist heutzutage nicht mit einer Verkürzung der Lebenserwartung zu rechnen, wenn er entsprechend behandelt wird. Durch verbesserte Erkenntnisse über dieses Krankheitsbild und die exakte Nachweismethode mittels Kernspintomografie werden Vestibularisschwannome (Akustikusneurinome) fast immer rechtzeitig erkannt, wenn sie einmal Symptome gezeigt haben (s. Frage 109 ff). Sie werden ab einer bestimmten Größe behandelt, sei es chirurgisch oder durch Bestrahlung. Damit ist die Gefahr gebannt, dass diese gutartigen Geschwülste allein durch ihr Größenwachstum zu einer Verdrängung lebenswichtiger Zentren, wie beispielsweise des Atemzentrums, führen. Im fortgeschrittenen Stadium kommt es dann zu Lähmungen der Atmung. Zu Zeiten, als noch keine geeigneten Behandlungsmöglichkeiten zur Verfügung standen, kamen solche fatalen Verläufe nicht selten vor.

177. Sind Patienten mit Schwindelbeschwerden vermehrt selbstmordgefährdet?

Eine gegenüber der übrigen Bevölkerung erhöhte Gefahr, Suizid (Selbstmord) wegen des starken Leidensdruckes zu begehen, besteht bei Schwindelkranken nicht. Wahrscheinlich liegt dies daran, dass Schwindelbeschwerden entweder durch Selbstheilung, durch eine erfolgreiche Behandlung oder durch Hilfsmittel beherrscht werden können.

Anders verhält es sich mit den bei der Menièreschen Krankheit auftretenden Ohrgeräuschen (Tinnitus). Hier ist bekannt, dass der im Spätstadium permanent vorhandene Tinnitus in Ausnahmefällen zu schweren psychischen Veränderungen bis hin zu Selbstmordversuchen führen kann. Zeichnet sich eine solche Entwicklung ab, muss eine psychiatrische Behandlung eingeleitet werden.

178. Gibt es Schwindelerkrankungen mit tödlichem Ausgang?

Keine Erkrankung des Gleichgewichtssystems führt zum Tod. Selbst für das Vestibularisschwannom gibt es heutzutage sichere Behandlungsmethoden, sodass heute niemand mehr daran stirbt.

Anders verhält es sich mit manchen Krankheiten, bei denen Schwindel ein Begleitsymptom darstellt. Allerdings stehen bei diesen Krankheiten andere Beschwerden im Vordergrund, wie beispielsweise Herzrhythmusstörungen oder erhöhter Blutzucker.

Durch eine sorgfältige Diagnostik ist dafür zu sorgen, dass das Grundleiden erkannt und entsprechend behandelt wird.

179. Können sich Schwindelkrankheiten vererben?

Nein. Alle Krankheiten, die als Krankheitszeichen Schwindel aufweisen, sind keine Erbkrankheiten. Dies schließt nicht aus, dass zufällig mehrere Familienmitglieder an derselben Krankheit leiden, so wie auch Mandelentzündungen bei mehreren Mitgliedern derselben Familie vorkommen können.

Die extrem seltene Recklinghausensche Erkrankung, deren Geschwülste sich auch manchmal am Gleichgewichtsnerv finden lassen, besitzt einen Erbgang. Allerdings steht bei dieser Erkrankung der Schwindel nicht im Vordergrund der Beschwerden.

180. Soll man bei Schwindelbeschwerden Bettruhe halten?

Nur wenn die Schwindelbeschwerden akut und sehr heftig sind, wird der Kranke schon von sich aus eine ruhige Lage anstreben. Diesen Zeitraum sollte er aber möglichst kurz halten. Besser ist es, sobald es die Schwindelbeschwerden erlauben, sich wieder normal zu bewegen. Wenn man nämlich zu lange Bettruhe einhält, verschlechtert sich die Koordination der Gleichgewichtsreaktionen. So hatte die NASA vor einigen Jahren jungen Freiwilligen eine Woche lang strikte Bettruhe angeordnet, um den Effekt der Inaktivität zu überprüfen. Zum Ausschluss kreislaufbedingter Störungen waren Kreislaufübungen im Sinne eines Trainings verordnet worden. Dennoch war die Gleichgewichtsregulation völlig zusammengebrochen. Die Probanden konnten zunächst nicht einmal mehr stehen. Erst nach einer gewissen Zeit und durch bestimmte Übungen kehrten die normalen Funktionen des Stehens und Gehens zurück.

181. Gibt es alternative Behandlungsmethoden bei Schwindel?

Gerade bei einem so schwierigen Problemkomplex wie dem Schwindel werden natürlich auch alternative Behandlungsmethoden empfohlen. Sie finden Zuspruch bei Patienten, die aus Verzweiflung nach dem „letzten Strohhalm" greifen. Zu diesen Methoden gehören Akupunktur, Yoga oder andere Verfahren.

Meist beziehen sich diese Verfahren auf positive Einzelerfahrungen, die dann ohne wissenschaftliche Begründung verallgemeinert werden. Es muss aber gefordert werden, dass erfolgreiche Behandlungsmethoden nachprüfbar und auch von anderen Ärzten mit gleichen Ergebnissen durchführbar sind.

Das Gleichgewichtstraining stellt ein Naturheilverfahren im eigentlichen Wortsinn dar, da es nur auf natürlicherweise vorhandene Mechanismen des Körpers zurückgreift. Die Fähigkeit des Organismus, Störungen des Gleichgewichtsorgans auszugleichen, ist biologisch vorgegeben und lässt sich durch gezielte Trainingsverfahren aktivieren.

182. Können Videospiele Schwindelgefühle oder Schwindelkrankheiten auslösen?

Videospiele haben das Ziel, bestimmte aufregende Situationen möglichst realistisch darzustellen oder andere, teilweise phantastische Situationen auf dem Bildschirm zu erzeugen. Schon in den Anfangszeiten des Films war es beliebt, mit schwindelerregenden Szenen Spannung hervorzurufen. Man denke nur an Buster Keaton, wie er sich an dem Zeiger einer Turmuhr festhält.

Mit Computerunterstützung gelingt es modernen Videotechniken fast mühelos, Schwindelgefühle zu erzeugen. Schwindelerkrankungen werden damit aber nicht ausgelöst. Auch der „Schwindelkranke" braucht nicht zu befürchten, dass sich sein Krankheitsbild durch Videospiele dieser Art verschlimmert. Es gibt sogar Videospiele, mit denen man die Gleichgewichtsregulation fördern kann.

183. Welche Sportarten kann der Schwindelkranke ausüben?

Grundsätzlich ist jedem Schwindelkranken anzuraten, Sport zu treiben. Zu berücksichtigen ist natürlich das individuelle Risiko bei einer bestimmten Sportart. Besonders geeignet sind diejenigen Sportarten, bei denen die Funktionen des Gleichgewichtssystems gefördert werden, wie beispielsweise die Auge-Kopf-Körper-Koordination beim Tischtennis oder Tennisspielen. Auch Fahrradfahren, für das die Aufrechterhaltung des Körpergleichgewichts während einer Bewegung Voraussetzung ist, ist zu empfehlen. Von Sportarten, die mit einer Sturzgefahr verbunden sind, ist abzuraten, vor allem also von Sprungsportarten, Reiten, aber auch Bergsteigen.

Besonders gefährlich ist für den Patienten mit einer Störung im Orientierungs-Gleichgewichtssystem der Tauchsport (siehe unten). Da die Informationen von der Haut, den Muskeln und Gelenken unter Wasser eingeschränkt sind, ebenso die Informationen von den Augen, ist der Taucher vermehrt auf das Gleichgewichtsorgan für die Orientierung angewiesen.

Dass es möglich ist, auch nach einer schweren Schädigung eines Gleichgewichtsorgans seinen Sport auszuüben, soll am Beispiel eines Eishockeyberufsspielers geschildert werden, der einen kompletten Ausfall eines Innenohrgleichgewichtsapparates erlitten hatte.

Durch eine intensive Übungsbehandlung konnte der anfänglich heftige Schwindel zum Verschwinden gebracht werden, sodass dieser Spieler noch mehrere Jahre bis zu seinem Karriereende seinen Beruf im Hochleistungssport ausübte. Die Funktion des Innenohrgleichgewichtsapparates hatte sich nie mehr erholt, der Erfolg war allein auf die ausgezeichnete zentrale Kompensation zurückzuführen.

184. Darf der Schwindelkranke schwimmen und tauchen?

Schwindel bedeutet den Verlust oder die Einschränkung der räumlichen Orientierung. Gerade aber beim Schwimmen ist das Gleichgewichtsorgan besonders gefordert, da die Informationen aus den Muskeln, vor allem aber aus den Fußsohlen fehlen, die ansonsten über die Lage des Körpers im Raum informieren. Daher ist bei Störungen des Gleichgewichtssystems vom Schwimmen abzuraten. Gestattet werden kann es nur, wenn sichergestellt ist, dass der Schwimmer sich jederzeit auf den Boden hinstellen kann und er damit sein Gleichgewicht wiedergewinnt.

Zu untersagen ist bei jeder Form von Schwindelerkrankungen das Tauchen. In dieses Verbot ist natürlich die berufliche Tauchertätigkeit eingeschlossen.

185. Wie werden Schwindelbeschwerden gutachterlich gewürdigt?

Die Aufgabe bei einer Begutachtung von Schwindelbeschwerden besteht darin festzustellen, ob eine Störung im Orientierungs-Gleichgewichtssystem nachzuweisen ist, wie stark sie ausgeprägt ist und zu welchen Einschränkungen sie im Berufsleben oder im Privatleben führt.

Die Kernfrage bei der Begutachtung besteht darin festzustellen, ob es einen Zusammenhang zwischen der Beeinträchtigung durch die Schwindelbeschwerden im täglichen Leben und in der Berufssituation und einem äußeren Ereignis wie einem Unfall gibt.

Voraussetzung ist, dass ein organischer Schaden im Gleichgewichts-Orientierungssystem nachgewiesen wird. Die funktionellen Einschränkungen müssen möglichst klar definiert werden, um daraus den Grad der Behinderung oder die Minderung der Erwerbsfähigkeit anhand einer Bewertungstabelle festzulegen (s. Frage 186).

Die bei einer Begutachtung durchgeführten Untersuchungen entsprechen denen einer gründlichen Diagnostik des Gleichgewichtssystems.

186. Welche Minderung der Erwerbstätigkeit oder welcher Grad der Behinderung ergibt sich bei Schwindelerkrankungen?

Im Rahmen verschiedener Gesetze wird das Ausmaß eines Körperschadens als „Minderung der Erwerbsfähigkeit" (MdE) durch einen Prozentwert angegeben. Im Schwerbehindertengesetz ist dieser Begriff durch den Begriff „Grad der Behinderung" (GdB) ersetzt worden. Er wird als einfache Zahl angegeben. Der Unterschied ist eher formal, die Werte selbst stimmen überein.

Bei der Bestimmung der Minderung der Erwerbsfähigkeit werden einerseits Intensitätsstufen der Schwindelbeschwerden, andererseits Belastungsstufen berücksichtigt. Beide werden dann in einer Tabelle zusammengeführt. Das Ergebnis ergibt die jeweilige Minderung der Erwerbsfähigkeit oder den Grad der Behinderung. Voraussetzung ist aber, dass Schäden im Gleichgewichtssystem objektivierbar sind. Die subjektive Angabe von Beschwerden allein reicht nicht aus.

Die Werte reichen von 10 bis 100.

187. Kann man eine Schwindelkrankheit simulieren?

Da es sich bei Schwindel um ein subjektives Erlebnis handelt, kann grundsätzlich nicht nachgeprüft werden, ob tatsächlich ein Schwindelgefühl besteht oder nicht. Behauptet ein Mensch, er habe Schwindel, so kann ihm das Gegenteil nicht bewiesen werden.

Andererseits ist es möglich, mit modernen Untersuchungsmethoden abzuklären, ob eine organische Störung im Gleichgewichtssystem vorliegt, die als Erklärung für die Schwindelbeschwerden infrage kommt. Findet sich kein Anhaltspunkt für eine messbare Störung, dann kann es sich entweder um einen psychogenen Schwindel oder um eine Simulation handeln.

Auch kann der erfahrene Arzt schon aus der Art der Beschwerdeschilderung erschließen, ob eine Simulation vorliegt. Besonders auffällig dargebotene Störungen der Körperhaltung sind suspekt und sprechen für eine Simulation.

Die bei Begutachtungen verwendeten Bewertungstabellen tragen diesen Erkenntnissen Rechnung. Daher erreichen Schwindelbeschwerden ohne organisches Korrelat niemals einen Schweregrad, der zu einer Rentenzahlung führt.

188. Gibt es Einschränkungen für ein Hochschulstudium bei Schwindelerkrankungen?

Aus einer bekannten Schwindelerkrankung oder immer wieder auftretenden Schwindelattacken ergeben sich keine Einwände gegen ein Hochschulstudium, ausgenommen die Praktika eines Sportstudiums. Die mit einem Hochschulstudium verbundenen Tätigkeiten, also vor allem Vorlesungsbesuche, Literaturstudium in der Bibliothek und häusliches Lernen stellen keine erhöhten Anforderungen an das Gleichgewichtssystem, sodass von dieser Seite aus Einschränkungen entfallen.

189. Kann ein Patient mit einer Schwindelerkrankung in das Beamtenverhältnis übernommen werden?

Grundsätzlich bestehen bei Patienten mit Schwindelerkrankungen keine Einwände gegen eine Verbeamtung, wenn die Störung im Gleichgewichtssystem, die zu den Schwindelbeschwerden geführt hat, kompensiert ist. Problematisch ist die Situation allein für den Menière-Kranken. Das anfallsweise, nicht vorhersehbare Auftreten der Beschwerden macht eine Abschätzung der langfristigen Arbeitsfähigkeit äußerst schwierig, manchmal sogar unmöglich. Nach eigener Erfahrung werden daher, gefördert noch durch die gegenwärtige Arbeitsmarktentwicklung, Einstellungen von Menière-Patienten sehr restriktiv gehandhabt.

Natürlich muss man berücksichtigen, welche Arbeit von dem Kandidaten durchgeführt werden soll. Für einen Polizisten oder Feuerwehrmann haben Schwindelbeschwerden, vor allem auch im Rahmen der Menièreschen Erkrankung, eine andere Bedeutung als für einen Sachbearbeiter, der ausschließlich Bürotätigkeit verrichtet.

Bestimmte Tätigkeiten ausgenommen, spricht nichts gegen eine Übernahme in den Beamtenstatus bei Erkrankungen, die mit Schwindel einhergehen, sofern die Störung kompensiert ist.

190. Kann ein Patient mit Schwindelbeschwerden Wehrdienst leisten?

Da bereits die Grundausbildung hohe Ansprüche an die körperliche Belastbarkeit stellt, die ein intaktes Gleichgewichtssystem voraussetzt, muss bei nachgewiesenen Schäden im Gleichgewichtsorgan meist auf einen Wehrdienst verzichtet werden. Nicht allein wegen der eingeschränkten Verwendung des Soldaten, sondern auch wegen der Gefahr, dass es durch die Störungen im Gleichgewichtssystem zu Unfällen mit Verletzungen und sich daraus ergebenden Rentenansprüchen kommen kann.

191. Kann das Auftreten einer Schwindelerkrankung zum vorzeitigen Ausscheiden aus dem Berufsleben führen?

Ähnlich wie bei der Frage der Verbeamtung entscheiden die Art der Berufstätigkeit einerseits und der Krankheitsverlauf andererseits darüber, ob ein Ausscheiden aus dem Berufsleben notwendig wird oder nicht.

Auch hier gilt, dass eine kompensierte Störung im Gleichgewichtssystem für die meisten Berufe langfristig keine Einschränkung bedeutet. Ausgenommen sind Berufe in der Personenbeförderung und Berufe, die mit einer erhöhten Eigengefahr (Stürze) verknüpft sind, wie beispielsweise der Beruf des Gerüstarbeiters.

192. Kann Schwindel ein Kündigungsgrund sein?

Nur bestimmte Berufe, bei denen besondere Anforderungen an das Gleichgewichtssystem gestellt werden, dürfen bei Auftreten von Schwindelerkrankungen nicht mehr ausgeübt werden. Dazu zählen Berufe in der Personenbeförderung wie Taxi- und Busfahrer, Lokführer, Piloten, aber auch andere Berufe wie die des Gerüstarbeiters, Lkw-Fahrers, Bergführers oder Hochseilartisten.

Für alle anderen Berufe gibt es keine Gründe, die wegen einer bekannten Schwindelerkrankung zu einer Kündigung führen könnten.

193. Muss der Schwindelkranke besondere Vorsichtsmaßnahmen als Verkehrsteilnehmer beachten?

Bei sehr starken Schwindelbeschwerden hat der Kranke schon von sich aus kein Bedürfnis, sich fortzubewegen, schon gar nicht in einem Auto.

Problematisch wird es, wenn die heftigen Schwindelbeschwerden abgeklungen sind und der Patient den Wunsch hat, wieder Auto oder Fahrrad zu fahren. Solange noch Schwindelbeschwerden vorhanden sind, darf nicht Auto gefahren werden, denn die Gefährdung betrifft nicht allein den Patienten, sondern auch die übrigen Verkehrsteilnehmer.

Ein besonderes Risiko ergibt sich für den Patienten, der an der Menièreschen Krankheit leidet. Denn das anfallsartige Auftreten der Schwindelbeschwerden bringt es mit sich, dass nie genau vorausgesagt werden kann, wann es zum nächsten Schwindelanfall kommt. Daher ist das berufsmäßige Führen eines Fahrzeuges strikt verboten.

Beim Autofahren kann auch der gutartige Lagerungsschwindel zu ernsten Problemen führen. Denn es sind ja Kopfbewegungen, die meist heftigen Schwindel auslösen. Im Allgemeinen kennt der Patient die den Schwindel auslösende Kopfbewegung und kann sie vermeiden. Außerdem kann man ihm anraten, Kopfbewegungen beim Einparken immer nur sehr langsam durchzuführen. Am wichtigsten ist, dass er die sehr erfolgreichen Behandlungsmaßnahmen (Befreiungsmanöver, s. Frage 100), ohne Verzögerung beginnt.

In all den anderen Fällen von kompensierten Störungen im Gleichgewichtssystem bestehen keine Einschränkungen gegen das private Autofahren, Fahrradfahren oder die aktive Teilnahme am Straßenverkehr.

194. Wie unterscheiden sich Fahreignung und Fahrtüchtigkeit?

Fahreignung und Fahrtüchtigkeit unterscheiden sich durch ihren zeitlichen Rahmen, in dem ein Fahrzeug nicht gefahren werden kann. Die Fahreignung bezieht sich auf längerfristige gesundheitliche Beeinträchtigungen, die Fahrtüchtigkeit auf kurzfristige Störungen, die das Führen eines Fahrzeugs unmöglich machen.

Bei Schwindelbeschwerden kann sowohl die Fahreignung (langfristig) eingeschränkt sein, wie beispielsweise bei der Menièreschen Erkrankung, aber auch in anderen Fällen, wie nach erhöhtem Alkoholgenuss, die Fahrtüchtigkeit (kurzfristig). Im Fall des akuten Ausfalls eines Gleichgewichtsorgans liegt beides vor: Am Anfang besteht eine Fahruntüchtigkeit, die später in eine Einschränkung der Fahreignung übergeht und erst nach erfolgreich abgeschlossener Kompensation das Führen eines Fahrzeuges möglich macht.

195. Gibt es für den Schwindelkranken Einschränkungen beim Fliegen?

Solange ein an Schwindelbeschwerden leidender Patient nicht die Absicht hat, ein Flugzeug selbst als Pilot zu fliegen, gibt es keine Einschränkungen für Flugreisen.

Die bei Start und Landung auftretenden Druckunterschiede wirken sich auf das Gleichgewichtsorgan nicht aus. Sollten sich während des Fliegens Schwindelbeschwerden verstärken, so ist dies als Flugangst zu interpretieren. Spätestens nach der Landung sind diese Beschwerden vorüber.

Wenn ein Patient annimmt, dass seine Schwindelbeschwerden wegen des engen zeitlichen Zusammenhanges durch eine Flugreise verursacht wurden, kann man ihn darüber aufklären, dass es sich um ein wohl zufälliges Zusammentreffen gehandelt hat.

196. Gibt es Schwindel bei Blinden?

Durch das Fehlen der vom Auge kommenden Informationen entfällt die Möglichkeit eines Sinneskonfliktes zwischen den Informationen vom Sehorgan und denen vom Gleichgewichtsorgan. Dennoch leiden auch Blinde, wenn auch sehr selten, unter Schwindelbeschwerden. Meist liegt die Ursache in einer einseitigen Funktionsstörung des Gleichgewichtsapparates.

Die bei Blinden vorhandenen Augenrucke (Blindennystagmen) haben nicht dieselben Charakteristika wie ein Nystagmus, der vom Gleichgewichtsorgan ausgelöst wird, und sind mit ihm auch nicht zu verwechseln. Dem Blindennystagmus fehlt nämlich der typische Wechsel von langsamer und schneller Phase eines vestibulären Nystagmus (Sägezahnmuster).

Die Behandlung einer Krankheit des Gleichgewichtssystems ist beim Blinden erschwert, da keine Ersatzmöglichkeiten vonseiten des Sehorgans bestehen. Bei den üblichen Behandlungsverfahren werden verstärkt verbliebene Restfunktionen des Gleichgewichtssystems und die Körpereigenfühler eingesetzt.

197. Ist der Allergiker mit einer zusätzlichen Schwindelerkrankung besonders gefährdet?

Die Zahl der Allergiker hat einen hohen Stand erreicht und nimmt noch weiter zu. Auch wenn direkte Zusammenhänge zwischen einer allergischen Reaktion und einer Schwindelerkrankung nicht bekannt sind, verdient dieser Gesichtspunkt Beachtung. Wegen der Häufigkeit beider Erkrankungen können beide auch zusammen bei einem Patienten auftreten, was nicht selten der Fall ist.

Häufig werden zur Unterdrückung allergischer Beschwerden Medikamente verabreicht, die dämpfende Nebenwirkungen besitzen. Dieser unerwünschte Effekt kann für den Patienten zum Nachteil werden, der zusätzlich an einer Störung im Gleichgewichtssystem leidet. Denn das Gleichgewichtssystem benötigt für die Erholungsvorgänge aktive Hirnstrukturen. In solchen Fällen muss man abwägen, ob die Medikation der Allergiebehandlung umgestellt werden kann.

198. Kann man mit einer Diät Schwindelbeschwerden beeinflussen?

Nur in Ausnahmefällen lassen sich Schwindelbeschwerden mit einer Diät beeinflussen. Da es sich bei den Ursachen für Schwindelbeschwerden oft um mechanische Vorgänge (gutartiger Lagerungsschwindel) und Entzündungen (Zoster des Ohres), immunologische Vorgänge (Menièresche Erkrankung) oder um Geschwülste (Tumor des Gleichgewichtsnervs) handelt, wirken sich verschiedene Nahrungszusammensetzungen nicht auf diese Krankheitsbilder aus.

Allein bei der Menièreschen Krankheit (Frage 69 ff) erscheint es sinnvoll, durch salzarme Kost zu versuchen, den Innenohrüberdruck (endolymphatischer Hydrops) zu reduzieren.

Patienten mit Durchblutungsstörungen im Gehirn, also auch in den Zentren des Gleichgewichtssystems, wird man nahelegen, ihren Fettstoffwechsel durch Weglassen bestimmter fettreicher Nahrungsbausteine zu regulieren. Die Gefahr übermäßigen Alkoholkonsums wurde in Frage 170 beschrieben.

199. Wirken sich Klima- oder Wettereinflüsse auf Schwindelbeschwerden aus?

Manchmal entsteht der Eindruck, dass bei bestimmten Witterungsbedingungen wie Schwüle oder Wetterumschwung Schwindelkranke stärker unter ihren Beschwerden leiden; ein ursächlicher Zusammenhang hat sich nicht sichern lassen. Auch ist bisher nicht aufgefallen, dass in bestimmten Klimazonen Schwindelerkrankungen häufiger oder seltener vorkommen.

Wetter- und Klimaeinflüsse spielen also bei der Entstehung von Schwindelbeschwerden und Schwindelkrankheiten keine nachweisbare Rolle.

200. Beeinflussen Luftdruckunterschiede das Schwindelgefühl?

Luftdruckunterschiede können sich bei zwei Erkrankungen auf das Schwindelgefühl auswirken.

Bei der Menièreschen Erkrankung, die häufig von einem Völlegefühl im Ohr oder Ohrdruck begleitet ist, verändert sich das Schwindelgefühl bei unterschiedlichen Luftdrucken. Menière-Patienten, die im Gebirge in großer Höhe leben, bemerken, dass die Beschwerden geringer werden, wenn sie sich im Tal aufhalten. Diesen Effekt versucht man bei Patienten mit der Menièreschen Erkrankung dadurch nachzuahmen, dass man ein Belüftungsröhrchen in das Mittelohr legt (s. Frage 89), durch das sich der Außendruck besser auf das Innenohr überträgt.

Auch bei Bogengangsfisteln, also unnatürlichen Verbindungen zum Innenohr, kann es durch Luftdruckunterschiede zu Schwindelbeschwerden kommen.

In diesen Fällen wirkt sich ein äußerer Überdruck direkt auf die Innenohrflüssigkeiten aus und erzeugt eine krankhafte Reizung der Sinneszellen des Gleichgewichtsorgans. Der Arzt kann dieses Phänomen durch eine gezielte Untersuchung mit einem Druckballon prüfen.

Da bei anderen Schwindelerkrankungen Luftdruckunterschiede keine Rolle spielen, gibt die genaue Beschwerdebeschreibung durch den Patienten die Richtung für weitere Untersuchungen vor.

Training bei gutartigem Lagerungsschwindel

nach Brandt und Daroff

- Wiederholung 3-mal täglich
- pro Trainingssitzung 5 Durchgänge

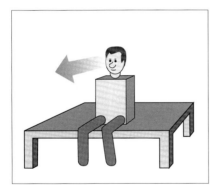

1. Schritt

- Patient sitzt aufrecht
- der Kopf ist in Bezug zur Körperachse nicht gedreht (Blick frei geradeaus)

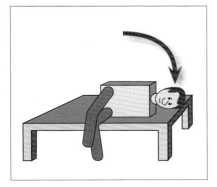

2. Schritt

- den Patienten schnell horizontal zur erkrankten Seite lagern
- Kopfhaltung nach Schritt 1 beibehalten; die betroffene Seite zeigt nach unten
- Verweildauer: 30 Sekunden

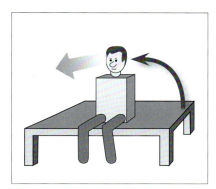

3. Schritt

– den Patienten aufsetzen
– die Kopfhaltung nach
  Schritt 1 wird weiterhin
  beibehalten; Blick frei
  geradeaus
– Verweildauer:
  30 Sekunden

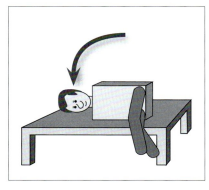

4. Schritt

– den Patienten schnell zur
  gesunden Seite horizontal
  lagern
– Kopfhaltung nach Schritt
  1 beibehalten
– Verweildauer:
  30 Sekunden

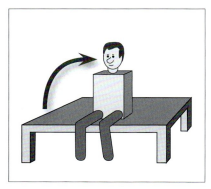

5. Schritt

– den Patienten aufsetzen
– Verweildauer:
  30 Sekunden

Training gegen Schwindel

nach K.-F. Hamann

– Dauer der gesamten Übung ca. 15 – 20 Minuten
– pro Trainingssitzung zwei Durchgänge
– Wiederholung jeden Tag

Übung 1

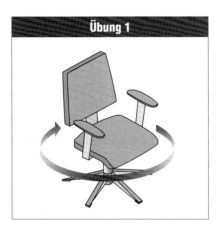

Fixationstraining mit Drehstuhl

– fixer Punkt 1,20 Meter entfernt
– Dauer einer Drehung etwa 4 Sekunden (90°/s)
– 10 Drehungen im Uhrzeigersinn
– 10 Drehungen entgegen dem Uhrzeigersinn

Übung 2

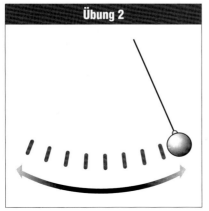

Langsame Augen- und Blickfolgebewegungen mit Pendel (z. B. Tennisball)

– bewegter Punkt 0,30 Meter entfernt
– Dauer der Pendelbewegung 1 – 2 Sekunden
– Bewegung innerhalb ± 20°
– jeweils 10 Schwingungen:
   a) nur mit den Augen folgen
   b) mit Kopf und Augen folgen

Übung 3

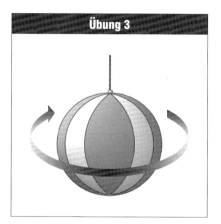

Schnelle Augenfolge-bewegungen mit einem gemusterten Ball

– Dauer einer Drehung
  4 Sekunden (90°/s)
– 10 Sek. Rechtsdrehung
– 10 Sek. Linksdrehung

– Ball so langsam drehen,
  bis unwillkürliche schnelle
  Augenbewegungen auf-
  treten
– Ball muss das Gesichtsfeld
  gut ausfüllen

Übung 4

Kipp-Brett: 40 cm x 60 cm, Achse 4 cm

Training mit dem Kipp-Brett

– Kipp-Stellung jeweils
  10-mal in alle vier
  Richtungen (rechts, links,
  vorne, hinten)
– Patient soll angeben,
  welche Muskeln, Gelenke
  und Sehnen er spürt,
  danach wird die Stellung
  gewechselt

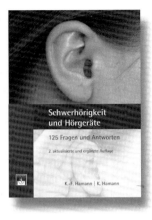

K.-F. Hamann, K. Hamann

Schwerhörigkeit und Hörgeräte
125 Fragen und Antworten

2. Auflage

120 Seiten
ISBN 978-3-86371-067-5
Euro 14,90

Leider ist Schwerhörigkeit und der Gebrauch von Hörgeräten immer noch ein Thema, über das die meisten nicht gerne reden und dagegen nichts unternehmen wollen.

Dieser Ratgeber schafft die Möglichkeit, sich damit zu beschäftigen, und gibt dem Leser Antwort auf viele Fragen. Es wird erklärt, was durch Hörgeräte heute möglich ist, und weshalb es gerade auch bei Kindern wichtig ist, dass sie gut hören.

125 Fragen und Antworten zum Ohr, zum Hören, zu den Untersuchungsmethoden, den Erkrankungen und zu der Versorgung mit Hörgeräten. Die Auswahl der Fragen orientiert sich an der täglichen Praxis eines HNO-Arztes, die Antworten sind klar und gut verständlich. Erklärende Abbildungen, ein „ausklappbares" Ohr und ein Hörtest ergänzen das Buch.